Susan Klotmann

Struktur und Qualität der Diabetesschulung von Kindern und Jugendlichen in Europa

disserta
Verlag

Klotmann, Susan: Struktur und Qualität der Diabetesschulung von Kindern und Jugendlichen in Europa, Hamburg, disserta Verlag, 2020

Buch-ISBN: 978-3-95935-530-8
PDF-eBook-ISBN: 978-3-95935-531-5
Druck/Herstellung: disserta Verlag, Hamburg, 2020

Dissertation aus der Forschungs- und Lehreinheit Medizinische Psychologie der Medizinischen Hochschule Hannover, 2019

Bibliografische Information der Deutschen Nationalbibliothek:
Die Deutsche Nationalbibliothek verzeichnet diese Publikation in der Deutschen Nationalbibliografie; detaillierte bibliografische Daten sind im Internet über http://dnb.d-nb.de abrufbar.

© disserta Verlag, Imprint der Bedey Media GmbH
Hermannstal 119k, 22119 Hamburg
http://www.disserta-verlag.de, Hamburg 2020
Printed in Germany

Inhaltsverzeichnis

1   Einleitung

Der Diabetes Typ 1 ist die häufigste endokrinologische chronische Erkrankung bei Kindern und Jugendlichen weltweit. Die Zahl der betroffenen
Kinder steigt kontinuierlich an (IDF 2015).

Die Stoffwechselstörung kann bis heute nicht geheilt, aber durch eine
kontinuierliche qualifizierte Therapie so gut behandelt werden, dass ein
wenig eingeschränktes Aufwachsen und eine nahezu normale Lebenserwar-
tung für die betroffenen Kinder und Jugendlichen heute möglich sind
(DCCT/EDIC research group 2016). Die Verantwortung für die tägliche
Therapie liegt bei jungen Kindern fast vollständig in den Händen ihrer
Eltern. Mit steigendem Alter und wachsender kognitiver Reife übernehmen
ältere Kinder und Jugendliche zunehmend die Verantwortung für die
eigenständige Therapie. Ein lebenslang erfolgreiches Selbstmanagement
der Diabetestherapie setzt eine strukturierte und qualitätskontrollierte
Schulung nicht nur der Kinder und Jugendlichen voraus, sondern auch ihrer
Eltern und anderer wichtiger Bezugspersonen (Neu et al. 2015, Lange et al.
ISPAD 2014). Die Schulungen durch ein multiprofessionelles Diabetesteam sollten regelmäßig an die Entwicklungsfortschritte und die Lebens-
situation der Kinder als Teil der kontinuierlichen Langzeittherapie angepasst und durchgeführt werden. Strukturierte, umfassende Schulungs-
programme zum Diabetes-Selbstmanagement, die von multiprofessionellen
Diabetesteams angeboten werden, haben sich in der Praxis der Tertiärprä-
vention des Typ-1-Diabetes als effektiv erwiesen (Silverstein et al. 2005).
Im Deutschen Gesundheitssystem ist der wissenschaftliche Nachweis der
Effektivität eines Diabetesschulungs- und Behandlungsprogramms die
Voraussetzung für dessen Finanzierung durch die Kostenträger (Richtlinien
des Gemeinsamen Bundesausschusses 2014).

Die strukturierte Diabetesschulung umfasst heute weit mehr als nur die Vermittlung von theoretischen Kenntnissen. Der Fokus liegt viel mehr auf der Förderung des Selbstmanagements der Patienten unter Alltagsbedingungen (American Diabetes Association (ADA) 2016, Neu et al. 2015, Lange et al. 2014, Ärztliches Zentrum für Qualität in der Medizin 2013). Neben der Verbesserung der langfristigen Prognose und der Vermeidung akuter Komplikationen wird dabei das Therapieziel verfolgt, die jungen Patienten und ihre Eltern in der Lage zu versetzen, die erforderliche Therapie eigenständig und verantwortlich im Alltag durchzuführen (Neu et al. 2015, Kulzer et al. 2013). Dabei nimmt das Training praktischer Fertigkeiten zur Umsetzung der Therapie eine zentrale Rolle in der Diabetesschulung ein. Die Erkrankung sollte dabei von den Betroffenen so wenig belastend wie möglich wahrgenommen und eine altersgemäße körperliche und seelische Entwicklung gefördert werden.

In Deutschland wurden seit den 1980er Jahren strukturierte Schulungsprogramme für Patienten mit Typ-1- und Typ-2-Diabetes entwickelt und wissenschaftlich evaluiert. Darunter befanden sich auch Diabetes-Schulungsprogramme für Kinder, Jugendliche und ihre Eltern, die durch das Bundesversicherungsamt (BVA) im Rahmen des Disease Management Programms Typ-1-Diabetes national akkreditiert wurden. Zusätzlich fand eine Zertifizierung durch die Deutsche Diabetes-Gesellschaft statt. Das Schulungsprogramm für Grundschulkinder (Lange et al. 2001) wurde dafür ebenso wie das Schulungsprogramm für Jugendliche mit Typ-1-Diabetes multizentrisch evaluiert (Lange und Hürter 1998, Lange et al. 2004). Für die Eltern von Kindern und Jugendlichen mit Typ-1-Diabetes wurde ebenfalls ein strukturiertes Programm entwickelt und bundesweit evaluiert (Hürter et al. 2016; Lange et al. 2011).

Im Gegensatz zur relativ positiven Situation in Deutschland und auch Österreich zeigen aktuelle Daten zur europäischen pädiatrischen Diabetologie, dass nicht alle an Diabetes erkrankten Kinder und Jugendlichen durch adäquate und qualifizierte Behandlungskonzepte in spezialisierten pädiatrischen Diabeteszentren versorgt werden. Entgegen der Forderung nach einer qualifizierten Diabetesschulung (IDF 2015, Lange et al. 2014) existiert nur in wenigen europäischen Staaten eine koordinierte Schulungsstruktur zum Diabetes bei Kindern und Jugendlichen (Kime et al. 2018). Diese Unterschiede in der Versorgung spiegeln sich u.a. auch in deutlichen Differenzen im metabolischen Outcome in verschiedenen pädiatrischen Diabeteszentren weltweit wider (z. B. Cameron et al. 2013; Maahs et al. 2015; McKnight et al. 2015; Kime et al. 2018).

Vor diesem Hintergrund wurde in Europa die Initiative EURODIA 2014 gestartet, die durch vernetzte diabetologische Forschungsprojekte („Road Maps") anstrebt, eine gesundheitliche Chancengleichheit für alle Kinder und Jugendlichen mit Typ-1-Diabetes europaweit herzustellen (DIAMAP 2014).

Im entsprechenden EU-Förderschwerpunkt der Executive Agency for Health and Consumers wurde dazu das „SWEET-Projekt" („Better control in pediatric and adolescent diabetes in the EU: working to create centres of reference") unter der Leitung von Prof. Dr. T. Danne (Kinder- und Jugendkrankenhaus auf der Bult Hannover) begründet (www.sweet-project.eu). Die vorliegende Arbeit ist Teil dieses Projekts. Das SWEET-Projekt bearbeitete von 2008 bis 2013 fünf zentrale Arbeitspakete zur Verbesserung der Versorgung von Kindern und Jugendlichen mit Diabetes in Europa. Zunächst wurden die aktuellen europäischen Versorgungsbedingungen in der pädiatrischen Diabetologie detailliert dargestellt und verglichen. Dabei wurden Therapiestandards, der Einsatz neuer Technologien, der

Zugang zu Medikamenten und deren Finanzierung in allen Mitgliedsstaaten der EU analysiert. Weiterhin wurden die Ausbildung und Qualifikationskriterien pädiatrischer Teammitglieder in den verschiedenen nationalen Versorgungssystemen in der EU einander gegenübergestellt (Danne et al. 2012; Cinek et al. 2012; de Beaufort et al. 2012). Das fünfte Arbeitspaket umfasste die Erfassung der Schulungsstrukturen und Schulungsangebote in der pädiatrischen Diabetologie. Dazu wurden nationale Schulungsprogramme, Schulungsmaterialien und andere Schulungsinstrumente gesammelt und hinsichtlich zentraler Qualitätskriterien bewertet. Die vorliegende Arbeit stellt den Status der pädiatrischen Diabetesschulungsangebote und -materialien in Europa erstmalig zusammenfassend dar und analysiert deren Struktur und Qualität als Teil des europäischen SWEET-Projekts (www.sweet-project.eu.; Lange et al. 2012).

Dazu wurde zunächst anhand einer systematischen Literaturrecherche und folgend durch eine semistrukturierte Befragung national führender pädiatrischer Diabetologen[1] die aktuelle Schulungssituation in der pädiatrischen Diabetologie auf europäischer Ebene erfasst. Die Umfrage richtete sich an pädiatrisch-diabetologische Behandlungseinrichtungen, die am SWEET-Projekt beteiligt waren.

---

[1] Im vorliegenden Text werden, soweit möglich, geschlechtsneutrale Formulierungen gewählt. Der besseren Lesbarkeit halber werden aber auch feminine oder maskuline Bezeichnungen genutzt, die sich jeweils auf Personen beiderlei Geschlechts beziehen.

2 Grundlagen

2.1 Pädiatrische Diabetologie

Der Typ-1-Diabetes mellitus ist weltweit die häufigste chronische Stoffwechselerkrankung im Kindes- und Jugendalter (IDF 2015). Es handelt sich um eine autoimmunologisch bedingte Zerstörung der insulinproduzierenden Beta-Zellen des Pankreas. Zunächst liegt ein relativer Insulinmangel vor, der einige Monate nach den ersten Symptomen in einen völligen Insulinmangel übergeht (Danne et al. 2014).

2.1.1 Epidemiologie

Beim Diabetes mellitus wird international eine Zunahme der Erkrankungshäufigkeit beobachtet (IDF 2015). In der Population der unter 25-jährigen in Europa wird in über 90% der Fälle ein Typ-1-Diabetes nachgewiesen (Neu et al. 2015). Die Zahl der unter 15-jährigen Kinder mit Diabetes mellitus Typ 1 beläuft sich nach globalen Schätzungen der International Diabetes Federation für das Jahr 2015 auf 542.000 bei einer altersgleichen Grundgesamtheit von 1,9 Milliarden Kinder und Jugendliche (IDF 2015). Die Zahl der weltweit neu erkrankten Patienten mit Typ-1-Diabetes im Alter zwischen 0 und 15 Jahren beziffert sich jährlich auf 86.000 bei einem jährlichen Inzidenzanstieg von 3 % (IDF 2015). Die Inzidenzrate ist für diese Altersgruppe in Europa, Südostasien, Nordamerika am höchsten (IDF 2015, Rosenbauer und Stahl 2010). In Deutschland sind zurzeit ca. 17.500 Kinder und Jugendliche unter 14 Jahren an Typ-1-Diabetes erkrankt, in der Altersgruppe zwischen 0 und 19 Jahren sind es etwa 30.500 junge Betroffene (Danne und Ziegler 2016).

Der höchste Anstieg der jährlichen Neuerkrankungen beim Typ-1-Diabetes wurde in der Altersgruppe der Zwei- bis Dreijährigen beobachtet (Ehehalt et al. 2010). Diese Beobachtung stützt die Annahme, dass sich das Haupt-erkrankungsalter in die frühen Lebensjahre verlagert (Ehehalt et al. 2012).

In Europa waren im Jahr 2015 Schätzungen zufolge 140.000 Kinder unter 14 Jahren an Typ-1-Diabetes erkrankt. Die jährliche Neuerkrankungsrate beläuft sich in dieser Population auf 21.600 Kinder (IDF 2015).

Im Zeitraum von 1989 bis 2003 wurden in einer prospektiven Längsschnit-terhebung epidemiologische Daten von 20 Zentren in 17 europäischen Ländern ausgewertet. Es ergab sich für diese 17 Länder eine Gesamtzahl von 29.311 Typ-1-Diabetes-Patienten unter 15 Jahren. Es wurde dabei ein jährlicher Inzidenzanstieg um 3,9% verzeichnet (Patterson et al. 2009). Anhand dieser Entwicklung wird angenommen, dass von 2005 bis zum Jahr 2020 in der Altersgruppe der unter 5-jährigen eine Verdopplung der Neuerkrankungen an Typ-1-Diabetes in Europa stattfinden wird (Patterson et al. 2009).

2.2 Therapie des Typ-1-Diabetes bei Kindern und Jugendlichen

Zur Diabetestherapie bei Kindern und Jugendlichen liegt eine evidenzba-sierte S3-Leitlinie der Deutschen Diabetes Gesellschaft vor (Neu et al. 2015). Sie umfasst alle Aspekte der Epidemiologie, Pathogenese, Differen-zialdiagnostik, der Therapie und der Verlaufsdiagnostik. Außerdem enthält sie zwei umfassende Kapitel zur altersgemäßen Schulung und zur psycho-sozialen Betreuung der Kinder und ihrer Familien.

Der absolute Insulinmangel beim Typ-1-Diabetes erfordert eine lebenslan-ge exogene Insulinzufuhr. In den nationalen (Neu et al. 2015) und interna-tionalen pädiatrischen Leitlinien der Diabetes-Fachgesellschaften (Danne et al. 2014 (ISPAD), American Diabetes Association (ADA) 2016) wird die intensivierte Insulintherapie ab dem Zeitpunkt der Manifestation des Typ-1-Diabetes bei Kindern und Jugendlichen als Standardtherapie definiert. Eine erfolgreiche Insulinbehandlung imitiert dabei möglichst genau das Muster der physiologischen Insulinsekretion durch die Beta-Zellen des Pankreas.

2.2.1 Therapieziele

Die Diabetestherapie bei Kindern und Jugendlichen verfolgt drei wesentliche somatische Ziele (Neu et al. 2015). Im Vordergrund steht die Vermeidung akuter Stoffwechselentgleisungen, insbesondere schwerer Hyperglykämien und diabetischer Ketoazidosen. Das zweite Ziel ist langfristig die Vermeidung diabetesbedingter makro- und mikrovaskulärer Folgeerkrankungen. Zu diesen Langzeitkomplikationen zählen insbesondere die Atherosklerose, die diabetische Retinopathie, Nephropathie und Neuropathie (Danne et al. 2014).

Die Diabetesbehandlung und -betreuung strebt als drittes Ziel eine normale altersentsprechende körperliche und kognitive Entwicklung und Leistungsfähigkeit betroffener Kinder und Jugendlicher an. Das psychosoziale Funktionsniveau sollte so gering wie möglich beeinträchtigt werden (Neu et al. 2015). Innerhalb der internationalen (ADA, ISPAD) und nationalen Fachgesellschaften (AGPD e. V., DDG e. V.) besteht Konsens, dass dafür eine möglichst normnahe Stoffwechseleinstellung maßgeblich ist. Die Bewertung der Stoffwechsellage erfolgt durch regelmäßige, meist vierteljährliche Kontrollen des HbA1c-Werts (Neu et al. 2015 (DDG), Danne et al. 2014 (ISPAD), American Diabetes Association (ADA) 2016). Das Therapieziel eines HbA1c-Werts unter 7,5% (58,5 mmol/mol) kann dabei nur durch ein großes Engagement bei der Diabetestherapie durch die jungen Patienten und ihre Familien im Alltag erreicht werden.

2.2.2 Insulinbehandlung und Stoffwechselselbstkontrollen

Entsprechend der aktuellen Leitlinien ist im Anschluss an die Diagnosestellung eines Typ-1-Diabetes eine sofortige Insulintherapie erforderlich. Bei Kindern und Jugendlichen mit Typ-1-Diabetes findet die lebensnotwendige Insulinzufuhr nach einem intensivierten Substitutionsschema statt (Danne et al. 2014). Dieses sollte für jedes Kind individuell als differenzierte Basal- und Prandialinsulinsubstitution gestaltet werden (Neu et al. 2015). Dabei erfolgt die Zufuhr von nahrungsunabhängigem Basalinsulin und dem mahlzeitenbezogenen prandialen Insulin durch täglich mehrfache subkutane Insulininjektionen (multiple daily injections = MDI) oder über eine Insulinpumpe (continuous subcutanus insulin injection = CSII). In Deutschland wird die Insulinpumpentherapie bei ca. 49 Prozent aller behandelten Kinder und Jugendlichen und bei ca. 84 Prozent aller Kinder unter 5 Jahren angewendet (Holl und Prinz 2016). Sie ermöglicht eine relativ flexible Gestaltung des Tagesablaufs, erlaubt spontane körperliche Aktivitäten und gewährt eine variable Nahrungsaufnahme.

Bei jeder Typ-1-Diabetestherapie sind regelmäßige Stoffwechselselbstkontrollen mithilfe von Blutglukosemessungen unerlässlich. Eine zunehmend genutzte Alternative stellt die kontinuierliche Glukosemessung im Unterhautfettgewebe über einen subkutan applizierten Glukosesensors (continuous glucose monitoring = CGM) dar. Diese innovative Technologie wird seit Herbst 2016 bei entsprechender Indikation durch die Kostenträger finanziert (Gemeinsamer Bundesausschuss (G-BA) 2016) und seit dem von einer steigenden Zahl von Patienten genutzt (Danne et al. 2017).

Um die intensivierte Insulintherapie mit einer Insulinpumpe oder einem Insulin-pen sachgerecht durchführen zu können, müssen Kinder und Jugendliche mit Typ-1-Diabetes, deren Eltern und andere Betreuer intensiv geschult werden (American Diabetes Association (ADA) 2014, Neu et al. 2015, Silverstein et al. 2005, NVL 2013).

2.3 Diabetesschulung

In der pädiatrischen Diabetologie wird heute durch strukturierte Schulungs- und Behandlungsprogramme das Ziel verfolgt, die Prognose der jungen Patienten zu verbessern und deren Lebensqualität zu erhalten (Neu et al. 2015, Kulzer et al. 2013, Ärztliches Zentrum für Qualität in der Medizin 2013). Dazu sind strukturierte, alltagsorientierte Schulungskonzepte für Patienten und Eltern erforderlich, die deren Kompetenz zum Selbstmanagement fördern (Neu et al. 2015, Kulzer et al. 2013a, Lange et al. 2014, Kulzer et al. 2013b). Neben der systematischen Vermittlung von theoretischem Wissen und praktischen Fertigkeiten sollten die Patienten die Fähigkeit und Motivation entwickeln, die notwendigen Maßnahmen und Strategien der Diabetestherapie selbstständig und eigenverantwortlich in ihrem persönlichen Alltag anzuwenden (Assal et al. 1997, Neu et al. 2015, Kulzer 2013b, Kulzer et al. 2013a, Lange et al. 2014). Die Schulungsinhalte beziehen sich auf Informationen über die Entstehung, den Verlauf und die Prognose der Erkrankung. Weiterhin wird die praktische Durchführung der Insulintherapie unter Alltagsbedingungen trainiert. Die Förderung der Therapieadhärenz, psychologische Unterstützung zur Bewältigung der Erkrankung, soziales Kompetenztraining und das Erlernen adäquater Konfliktlösestrategien im Umgang mit dem Diabetes sind weitere Schulungsinhalte. Bei psychosozialen Problemen, die die Krankheitsbewältigung beeinträchtigen, sollten entsprechende Angebote zur Unterstützung zur Verfügung stehen (Kulzer et al. 2013, Delamater et al. 2014). Die Lernziele und die didaktische und methodische Umsetzung jeder Schulung sollten in einem schriftlichen Curriculum festgehalten sein (DDG 2002, Funnell et al. 2012, Neu et al. 2015).

Nationale und internationale evidenz-basierte Leitlinien zum Typ-1-Diabetes in der Pädiatrie empfehlen qualifizierte Schulungskonzepte für verschiedene Alters- und Zielgruppen, d. h. Vorschulkinder, Kinder im Grundschulalter, jüngere Jugendliche, Jugendliche vor der Transition in die Erwachsenendiabetologie, Eltern, Erzieher und Lehrkräfte (Neu et al. 2015, American Diabetes Association (ADA) 2014, Lange et al. 2014 (ISPAD), National Institute for Clinical Excellence (NICE) 2004, 2015).

2.3.1 Schulungsphilosophie

Seit Beginn der Insulintherapie im Jahr 1921 nimmt die Patientenschulung eine zentrale Stellung in der Diabetesbehandlung ein. In den folgenden Jahrzehnten wurde dazu zunehmend deutlich, dass Diabetesschulungen auf der Grundlage reiner Wissensvermittlung nicht die für die Therapie erforderlichen Einstellungs- und Verhaltensänderungen erzielten (Korhonen et al.1983, Clement 1995).

Bereits damals zeigte sich, dass je intensiver die Patienten geschult wurden, desto kompetenter konnten sie ihre Diabetestherapie im Alltag eigenständig umsetzen. Geringere Kosten für die Behandlung fielen an, und die stationäre Aufenthaltsdauer verkürzte sich (Joslin et al. 1922).

Das seit den 1980er Jahren intensiv diskutierte Konzept des Empowerments geht davon aus, dass die Patienten darin unterstützt werden, ihr Leben mit dem Diabetes eigenverantwortlich und kompetent bewältigen zu können (Anderson et al. 1991, Funnell et al. 1991). Für ein erfolgreiches Krankheitsmanagement sollte deshalb eine selbstständige Behandlung durch die Patienten von Beginn an im Fokus der Schulung stehen (Clement

1995, Empfehlungen des Gemeinsamen Bundesausschusses 2004). Diese patientenzentrierte Schulungsform wird als Selbstmanagement-Schulung bezeichnet (Funnell und Haas 1995, Mensing et al. 2002, Silverstein et al. 2005, Funnell et al. 2012). Für junge Patienten und ihre Familien bedeuten Selbstmanagement-Schulungen demzufolge, Behandlungsmaßnahmen aktiv mitbestimmen zu können und deren Umsetzung im Alltag selbstständig durchzuführen sowie Therapiekonzepte flexibel an neue Lebenssituationen anzupassen. Der Empowerment-Ansatz bildet dafür bis heute die konzeptionelle Grundlage nahezu aller Diabetesschulungsprogramme in Deutschland (Kulzer et al. 2013, Mensing et al. 2002).

Schulungen, die dieser Philosophie folgen, führten nachweislich zu einer gesteigerten Selbstwirksamkeit und positiveren Einstellung gegenüber der Diabetestherapie und damit zu Verbesserungen der metabolischen Stoffwechselwerte (Anderson et al. 1995).

2.3.2 Struktur- und Prozessqualität der Diabetesschulung

Mit der Diagnose des Diabetes verändert sich das Leben der betroffenen Patienten und ihrer Familien völlig unerwartet. Das Erstgespräch sollte der behandelnde Diabetologe und ggf. ein Diabetesberater mit dem erkrankten Kind oder Jugendlichen und dessen Eltern führen (Neu et al. 2015). Hier werden wenige erste Informationen vermittelt und die Auseinandersetzung mit der Erkrankung gebahnt. Die folgende Initialschulung richtet an alle Familienmitglieder und bereitet diese theoretisch, vor allem aber praktisch auf die Diabetestherapie im Alltag vor (Danne et al. 2014, Neu et al. 2015, Silverstein et al. 2005). Daran schließen sich in regelmäßigen Abständen strukturierte Folgeschulungen an, die sich an der körperlichen und kognitiven Entwicklung sowie den Entwicklungsaufgaben des betroffenen Kindes oder Jugendlichen orientieren (Richtlinie des Gemeinsamen Bundesausschusses 2014, Neu et al. 2015).

Die Initialschulung, die im deutschen Gesundheitssystem in der Regel stationär durchgeführt wird, findet individuell für alle Familienmitglieder statt. Dabei stehen beide Eltern im Fokus der Diabetesschulung, in der ihnen die notwendigen Kenntnisse und praktischen Fertigkeiten durch ein multiprofessionelles Diabetesteam vermittelt werden. Darüber hinaus werden die Eltern bei der emotionalen Bewältigung der Diagnose unterstützt und zu Erziehungsfragen beraten. Die Schulung folgt einem strukturierten Curriculum, das flexibel an die Bedürfnisse jeder Familie angepasst werden muss. Ein entsprechendes Schulungskonzept wurde in Deutschland multizentrisch evaluiert, die Akzeptanz durch die Eltern und positive Effekte auf metabolische und psychosoziale Ergebnisparameter konnten belegt werden (Lange et al. 2011). In anderen Gesundheitssystemen können die erforderlichen Struktur- und Qualitätskriterien der initialen Schulungsangebote auch ambulant umgesetzt werden (Dougherty et al. 1998, Hampson et al. 2001, Laffel et al. 2003, Siminerio et al. 1999).

Sehr junge Kinder (unter 6 Jahren) können in der Regel noch keinem festgelegten Schulungscurriculum folgen. Die Initialschulung für Grundschulkinder folgt in Deutschland ebenfalls einem strukturierten Curriculum im Umfang von 26 primär praktisch ausgerichteten Unterrichtseinheiten (Lange et al. 2001). Die 6-12-jährigen sollen durch die altersgerechte Schulung ein grundlegendes Verständnis für ihre Stoffwechselstörung und die erforderliche Therapie entwickeln. Außerdem sollen sie im Rahmen ihrer Möglichkeiten lernen, wie sie trotz dieser therapeutischen Anforderungen möglichst wenig eingeschränkt an altersgemäßen Aktivitäten in Schule und Freizeit teilnehmen können.

Für Jugendliche, die parallel zu ihren Eltern geschult werden, erstreckt sich die Schulung im Mittel wie für die Eltern auf ca. 30 Stunden Theorie und Praxis (Neu et al. 2015). Über verschiedene Lern- und Übungsmedien wird Jugendlichen mit Typ-1-Diabetes das erforderliche Grundlagenwissen alltagsnah vermittelt. Ein besonderer Fokus richtet sich dabei auf die typischen psychosozialen Herausforderungen in dieser Lebensphase (Lange et al. 2012).

Strukturierte Wiederholungsschulungen oder Ergänzungsschulungen erfolgen nach der Initialschulung (Richtlinien des Gemeinsamen Bundes-ausschusses 2014) in bedarfsgemäßen Intervallen. Sie sollten den Schwer-punkt darauf legen, Schulungsinhalte entsprechend dem Therapieverlauf zu ergänzen, neue Methoden der Insulinbehandlung und deren Techniken zu trainieren, Probleme in der Therapie gemeinsam zu lösen oder Schwierig-keiten in der Umsetzung der Diabetesbehandlung im Alltag zu bewältigen (Neu et al. 2015, Funnell et al. 2012, Kulzer et al. 2013, Ärztliches Zent-rum für Qualität in der Medizin 2013). Bei Jugendlichen zählen vor allem der lösungsorientierte Umgang mit dem Diabetes in neuen Lebenssituatio-nen, Schwierigkeiten in der Bewältigung altersentsprechender Entwick-lungsaufgaben und soziales Kompetenztraining zu den Inhalten der Folge-schulung (Danne et al. 2014, Lange und Saßmann 2013). In Folgeschulungen sollen Jugendliche weiterhin die Möglichkeit erhalten, persönliche Erfahrungen auszutauschen und mehr Selbstständigkeit zu erlangen. Der Begriff des „Diabetestrainings" hat sich in diesem Zusam-menhang in der Diabetesschulung der Pädiatrie etabliert (Lange und Saß-mann 2013).

2.3.3 Zertifizierung strukturierter Schulungsprogramme

Im Deutschen Gesundheitssystem werden Typ-1-Diabetesschulungs-programme für Kinder, Jugendliche und Eltern entsprechend den Kriterien für strukturierte Behandlungsprogramme für chronisch kranke Menschen (Disease Management Programm Typ-1-Diabetes, DMP) zugelassen (Richtlinie des Gemeinsamen Bundesausschusses 2014).

Voraussetzungen für die Akkreditierung eines Schulungsprogramms sind dabei unter anderem: ein zielgruppenspezifisches Programm, ein entspre-chendes Curriculum, ein Curriculum für eine Trainerausbildung und publizierte Daten zur Effektivität des Programms.

Zusätzlich zertifiziert die Deutsche Diabetes Gesellschaft (DDG) als wissenschaftliche Fachgesellschaft Schulungsprogramme, die u.a. dem aktuellen Stand der evidenzbasierten Therapieleitlinien entsprechen und deren Effektivität durch wissenschaftliche Studien belegt wurden (s. Anerkennungsrichtlinien Kulzer et al. 2002). Dazu werden auch detaillierte Anforderungen an die Struktur-, Prozess- und Ergebnisqualität der Pro-gramme formuliert. Die Evaluation eines strukturierten Schulungspro-gramms muss danach folgende Parameter erfassen:

- Grad der Zielerreichung der Ziele der Patienten
- Grad der Umsetzung der Selbstbehandlungsfertigkeiten
- Lebensqualität, Befindlichkeit
- Zufriedenheit der Patienten mit dem Schulungsprogramm
- HbA1c Wert als Parameter für die Qualität der Stoffwechseleinstel-lung
- Häufigkeit von Akutkomplikationen (Hypoglykämien, diabetische Ketoazidose)
- sozioökonomische Variablen (fakultativ)

Die aktuelle deutsche S3-Leitlinie zum Diabetes bei Kindern und Jugendlichen empfiehlt darüber hinaus eine Schulung und Dauerbetreuung durch ein erfahrenes multidisziplinäres Team (Kinderdiabetologe, Diabetesberater, Psychologe, Fachkraft für Ernährung, Pflegekräfte, Sozialarbeiter) besteht. Jedes Teammitglied sollte sich regelmäßig fortbilden können (Neu et al. 2015).

Die personelle Zusammensetzung zur Anerkennung eines zertifizierten Diabeteszentrums entsprechend den Qualitätskriterien der Deutschen Diabetes-Gesellschaft sieht mindestens einen Kinderdiabetologen, einen Diabetesberater, einen Diabetesassistenten, Kinderpsychologen und Sozialarbeiter vor (DDG 2014).

2.3.4 Entwicklungspsychologische Aspekte in der Diabetesschulung für Kinder und Jugendliche

Alle pädiatrischen Schulungsangebote sollten die Diabetesdauer, vorliegende Begleiterkrankungen, den jeweiligen kulturellen Hintergrund und Lebensgewohnheiten der Kinder und ihrer Familien berücksichtigen. Darüber hinaus sollten sie sich inhaltlich und methodisch-didaktisch an den kognitiven, körperlichen und emotionalen Entwicklungsstand der jungen Patienten anpassen (Richtlinie des Gemeinsamen Bundesausschusses 2014, Neu et al. 2015, APEG 2005).

Bei sehr jungen Kindern führen die Insulinbehandlung und Blutglukosemessungen häufig zu einer Verweigerungshaltung und verstärken alterstypische Erziehungsschwierigkeiten (Saßmann et al. 2012). Je sicherer sich die Eltern verhalten und mit ihren Kindern angemessen mitfühlen, desto selbstbewusster und selbstbestimmter können sich ihre Kinder entwickeln (Gonder-Frederick et al. 2006, Sullivan-Bolyai et al. 2010).

Bei Kindergartenkindern und jüngeren Schulkindern zielen die Schulungsinhalte bei der Initialschulung auf die Entwicklung eines ersten Krankheitsmodells ab (Hürter und Danne 2005). Da diese Altersgruppe in öffentlichen Einrichtungen betreut wird, ist es notwendig, dass die Erzieher und Lehrkräfte in die Diabetesbetreuung und -behandlung einbezogen werden (Silverstein et al. 2005).

Grundschulkinder können ihren Diabetes bereits in Grundzügen verstehen und einige Aufgaben bei der täglichen Diabetestherapie selbstständig übernehmen. Insulininjektionen oder Bolusgaben mit der Insulinpumpe und die Bestimmung des Blutglukosewertes sollten Kinder mit Unterstützung kompetenter Erwachsener eigenständig durchführen können. Grundschulkinder, die mit einer Insulinpumpe behandelt werden, sollten zunehmend die Berechnung der Insulinboli und des Kohlenhydratanteils von Mahlzeiten erlernen (Silverstein et al. 2005).

Kinder mit Typ-1-Diabetes sollten wie stoffwechselgesunde Kinder regelmäßig die Schule besuchen und an allen Schul- und Sportaktivitäten teilnehmen. Auch darauf müssen sie in der Diabetesschulung vorbereitet werden, indem sie lernen, ihren Diabetes anderen Kindern selbstsicher zu erklären und die Behandlung ohne Scheu durchzuführen (Danne et al. 2014, Silverstein et al. 2005). Diese Empfehlung setzt eine angemessene Unterstützung der Kinder durch geschulte Lehrer voraus (ADA 2012).

Jugendliche können die Prinzipien der intensivierten Insulintherapie und der dazugehörigen Physiologie des Diabetes einschließlich seiner möglichen Folgeerkrankungen verstehen (Danne et al. 2014). Einerseits sind sie dadurch besser in der Lage, ihre Insulintherapie verantwortlich zu steuern, andererseits kann die Auseinandersetzung mit der Chronizität und gesundheitlichen Perspektive besonders in der Pubertät eine psychische Belastung darstellen. Deshalb wird empfohlen, dass die Jugendlichen – trotz altersgemäßer Autonomiebestrebungen – weiterhin von ihren Eltern im alltäglichen Management unterstützt werden (Wysocki et al. 1996). Eine kontinuierliche langfristige Zusammenarbeit zwischen Jugendlichen und ihren Eltern reduziert diabetesbezogene innerfamiliäre Konflikte, wenn sich alle Familienmitglieder in der Diabetestherapie als Team verstehen und dahingehend unterstützt werden (Wysocki et al. 2006, Anderson et al. 1999). Die Therapieadhärenz der Jugendlichen wird gefördert, wenn ihre Eltern sie konsequent bei der Therapie unterstützen (Mlynarczyk 2013).

Die Schulungsprogramme für Eltern sollten auf die jeweiligen Entwicklungsphasen und Entwicklungsaufgaben der Kinder mit Typ-1-Diabetes abgestimmt sein. Sie sollten altersspezifische Therapieziele und Therapiekonzepte ebenso berücksichtigen wie Empfehlungen zu Erziehungsfragen, Hilfen zur sozialen Integration und Informationen über aktuelle sozialrechtliche Regelungen.

2.4 Versorgung von Kindern und Jugendlichen mit Typ-1-Diabetes in Europa

In der Europäischen Union zeigen sich bis zum heutigen Zeitpunkt nationale Ungleichheiten in der Diabetesversorgung für Kinder und Jugendliche (www.sweet-project.eu). Sie sind unter anderem durch die Struktur des nationalen Gesundheitssystems, die finanziellen Ressourcen zur Behandlung der Diabetespatienten, die Qualifikation der Diabetesteams, die Therapiekonzepte, Behandlungsphilosophien und die zur Verfügung stehenden Medikamente und Hilfsmittel bedingt. Im Jahr 1995 verglichen pädiatrische Diabetes-Zentren der „Hvidoere Study Group" aus 22 Ländern weltweit die Qualität der Stoffwechseleinstellung (zentral bestimmtes HbA1c) der von ihnen versorgten Kinder und Jugendlichen (Mortensen und

Hougaard 1997). Damit verbunden war ein Vergleich der Therapieprinzipen und der Versorgungsstrukturen. Es zeigten sich erhebliche Differenzen im mittleren HbA1c-Wert (Spanne: 7,4% - 9,1%) zwischen den beteiligten europäischen, nordamerikanischen, australischen und japanischen Zentren. Nur bei einem Drittel der Patienten wurde ein HbA1c-Wert unter < 8% erreicht (Mortensen und Hougaard 1997). Diese Unterschiede in der Qualität Stoffwechseleinstellung zwischen den Zentren blieben auch in weiteren Folgestudien bestehen (Danne et al. 2001, de Beaufort et al. 2013, Cameron et al. 2013). Der mittlere HbA1c-Wert pro Zentrum, die Rate schwerer Hypoglykämien und Ketoazidosen wurden nochmals im Jahr 2005 in 21 Zentren erfasst. Obwohl es während der langen Studienperiode zur Verbesserungen der Therapiekonzepte und weitreichenden technischen Innovationen gekommen war, blieben die Unterschiede in der Qualität der Stoffwechseleinstellung zwischen den Zentren erhalten (de Beaufort et al. 2007; Cameron et al. 2013). Aus den Daten der Hvidoere-Studien ließ sich ein zentraler Prädiktor für die Qualität der Stoffwechseleinstellung ableiten: der Grad, wie einheitlich und konkret die Zielsetzung hinsichtlich der Stoffwechseleinstellung durch alle Mitglieder eines Diabetesteams festgelegt wird und wie deutlich und konsequent dieser den Patienten und ihren Familien in Schulungen und Beratungen vermittelt wird (Swift et al. 2010, de Beaufort et al. 2013). Die Autoren der Hvidoere-Studien konstatieren, dass eine erfolgreiche Typ-1-Diabetestherapie bei Kindern und Jugendlichen durch eine flexible Betreuung, qualifizierte Teammitglieder, eine effektive Teamkommunikation, strukturierte Selbstmanagementschulungen und durch eine psychosoziale Unterstützung der Betroffenen erreicht werden kann (Swift et al. 2010, Cameron et al. 2013). Die Unterschiede in der Behandlung von Kindern und Jugendlichen mit Typ-1-Diabetes in den verschiedenen europäischen Staaten bestehen bis heute. Die unzureichende Finanzierung der Diabetestherapie durch einige Länder lässt vermuten, dass die Patienten aus diesem Grund nicht von den neuesten Behandlungsmethoden profitieren können (Cinek et al. 2012).

In einer deutsch-österreichischen prospektiven Studie wurden 2005 über die DPV-Datenbank insgesamt 27.035 pädiatrische Patienten mit Typ-1-Diabetes (Gerstl et al. 2008) über einem Zeitraum von 10 Jahren erfasst. Dabei zeigten sich wiederum deutliche Unterschiede im mittleren HbA1c zwischen den beteiligten 207 Behandlungseinrichtungen (Spanne: 5,6%-13,8%). Die weiterführende prospektive Längsschnitterhebung über die DPV-Datenbank wertete die Ergebnisse von 30.708 Patienten mit Typ-1-Diabetes unter 18 Jahren im Zeitraum von 1995 bis 2009 aus 296 deutschen und 9 österreichischen Diabeteszentren (Rosenbauer et al. 2012). aus. Die Qualität der Stoffwechseleinstellung verbesserte sich im Verlauf der Jahre signifikant. Gleichzeitig nahm die Rate schwerer Hypoglykämien ab (Karges et al. 2017). Damit konnten die Autoren zeigen, dass sich strukturelle Verbesserungen, eine Optimierung der Insulintherapie in Kombination mit strukturierten Diabetesschulungen positiv auf die Stoffwechselsituation von Kindern und Jugendlichen auswirken (Rosenbauer et al. 2012).

Die Vergleichsstudien der europäischen SWEET-Gruppe wiesen ebenfalls Unterschiede in der Struktur und Qualität der Versorgung in den verschiedenen Diabeteszentren in Europa nach. So verfügten zum Zeitpunkt der Untersuchung nur 9 von 27 europäischen Staaten über eine landesweit qualitätskontrollierte Diabetesversorgung in der Pädiatrie (Sumnik et al. 2009). In Belgien, Dänemark, Deutschland, Estland, Finnland, Großbritannien, Österreich, Schweden und Slowenien existierten diese nationalen Register oder Datenbanken. Als Parameter dienten in allen 9 Ländern der HbA1c-Wert und die Anzahl der schweren Hypoglykämien (Sumnik et al. 2009). Die Lebensqualität der Patienten wurde dagegen in keinem Land erfasst (Cinek et al. 2012).

In Europa werden seit 2004 verschiedene diabetologische Forschungsprojekte von EURADIA (Alliance for European Diabetes Research) konzipiert (EURODIA 2014, DIAMAP 2014) koordiniert. Das von der europäischen Kommission geförderte EURADIA Diamap Projekt (DIAMAP - Road Map for Diabetes Research in Europe) (www.diamap.eu) setzt sich zum langfristigen Ziel, durch eine strukturierte und koordinierte Forschung („Road Maps") optimale und chancengleiche Versorgungsbedingungen für alle Patienten mit Diabetes zu schaffen. Dazu werden von nationalen und internationalen Diabetesgesellschaften gemeinsam mit Patientenorganisationen webbasierte Forschungsdatenbanken entwickelt, vernetzt und ständig aktualisiert (DIAMAP 2014).

In einigen Ländern Europas existieren bereits Nationale Programme („Diabetespläne") zur Prävention und Behandlung des Diabetes (IDF 2010). Diabetesspezifische Behandlungsprogramme lagen im Jahr 2009 in 13 von 27 europäischen Staaten vor (Sumnik et al. 2009). Nationale Diabetesprogramme für Kinder und Jugendliche existieren kaum (Sumnik et al. 2009). Die meisten europäischen Länder orientieren sich in der Behandlung und Betreuung an internationalen und nur wenige an nationalen pädiatrischen Leitlinien (de Beaufort et al. 2009).

In der Mehrzahl der europäischen Länder fehlen gesetzliche Regelungen, die die Betreuung von Kindern und Jugendlichen mit Diabetes in öffentlichen Einrichtungen verlässlich absichern. Daher werden jüngere Kinder mit Diabetes mangels qualifizierter Betreuung von den alterstypischen Schul- und Freizeitaktivitäten geschlossen (ADA 2014, http://sweet-project.eu). Einzig in Schweden existieren gesetzliche Richtlinien zur Betreuung von Kindern mit Diabetes in öffentlichen Einrichtungen (Artberg 2007).

2.5 Das SWEET- Projekt

Die vorliegende Dissertationsschrift ist Teil des im Jahr 2008 begründeten europäischen „SWEET-Projekts" (Better control in paediatric and adolescent diabeteS: Working to crEate CEnTres of Reference). Es wurde von pädiatrischen Diabetesexperten und nationalen Diabetesfachgesellschaften unter der Führung der „International Society for Pediatric and Adolescent Diabetes" (ISPAD) initiiert. Das Projekt wurde in den Jahren 2008-2013 von der „European Public Health Executive Agency" (EAHC, Brüssel) gefördert. Inzwischen wurde es in einen eingetragenen Verein mit Sitz in Hannover überführt und vereinigt aktuell (2018) über 80 pädiatrische Diabeteszentren weltweit.

Zu den Gründungsmitgliedern des SWEET-Projekts zählten pädiatrische Diabetologen aus der Tschechischen Republik, Frankreich, Griechenland, Ungarn, Italien, Luxemburg, den Niederlanden, Polen, Portugal, Rumänien, Schweden, dem Vereinigten Königreich und Deutschland. Zusätzlich beteiligt waren die „International Diabetes Federation" (IDF), die „Federation of European Nurses in Diabetes" (FEND) und „Primary Care Diabetes Europe" (PCDE).

Das Hauptziel des SWEET-Projekts war, europäische Qualitätsstandards der Versorgung von Kindern und Jugendlichen mit Typ-1-Diabetes zu definieren und den Zugang zu qualifizierter Versorgung für alle Betroffenen anzugleichen. Auf diesem Weg sollte die gesundheitliche Ungleichheit unter Kindern und Jugendlichen mit Diabetes in Europa reduziert werden. Zunächst sollte dazu ein europäisches Netzwerk besonders qualifizierter Referenzzentren aufgebaut und zertifiziert werden. Diese Referenzzentren sollten sich durch eine qualifizierte altersorientierte Diabetesversorgung und Schulung durch multiprofessionelle Teams auszeichnen und einheitliche Qualitätsstandards realisieren.

Die Entwicklung und Implementierung der Referenzzentren erfolgte im SWEET-Projekt im Rahmen von fünf aufeinander aufbauenden Arbeitspaketen.

In Arbeitspaket 1 wurde zunächst der aktuelle Status der Diabetesversorgung in allen europäischen Staaten dargestellt. Es wurden die Zahlen der betroffenen Kinder und Jugendlichen, die Behandlungskonzepte und die zur Verfügung stehenden Medikamente und technischen Hilfsmittel (Pens, Insulinpumpen, Blutglukosemessgeräte und kontinuierliche Messung der Gewebeglukose) sowie die Finanzierung der Behandlung erfasst. Außerdem wurde erfragt, ob nationale Qualitätsstandards für pädiatrische Diabeteszentren, pädiatrische Diabetesregister und/oder ein nationaler Diabetesplan existieren (Sumnik et al. 2012).

Arbeitspaket 2 hatte die Entwicklung von standardisierten Therapie- und Betreuungsprogrammen zum Ziel. Dazu wurden nationale und internationale evidenzbasierte Leitlinien zusammengestellt und ein aktueller Konsens bezogen auf zentrale Therapieziele und Therapiekonzepte formuliert (de Beaufort et al. 2012).

In Arbeitspaket 3 wurden darauf aufbauend Empfehlungen für die Entwicklung von selbstmanagement-orientierten Schulungskonzepten für Kinder und Jugendliche sowie deren Eltern und weitere Bezugspersonen entwickelt (Martin et al. 2012). Die Autoren stellten hier erhebliche Defizite in vielen europäischen Staaten fest und betonten die Notwendigkeit, der Entwicklung strukturierter qualitätsgesicherter Konzepte.

Das 4. Arbeitspaket richtete den Fokus auf die Ausbildung und Qualifizierung der Mitglieder multiprofessioneller Diabetesteams. Die Autoren stellten fest, dass es aktuell keinen europäischen oder weltweiten Konsens dazu gäbe, wie Teammitglieder ausgebildet werden sollten. Nur in einer Minderheit der europäischen Staaten gab es etablierte und qualitätsgesicherte Ausbildungsgänge, die verpflichtend absolviert werden müssen. Das Autorenteam dieses Arbeitspakets empfahl die Entwicklung standardisierter, akkreditierter Trainings für alle Mitglieder pädiatrischer Diabetesteams. Dazu wurde ein exemplarisches Curriculum erarbeitet (Waldron et al. 2012).

Das darauf folgende 5. Arbeitspaket hatte das Ziel, eine sogenannte „Toolbox" mit qualifizierten Schulungsprogrammen und -materialien für Kinder und Jugendliche mit Diabetes sowie deren Eltern und anderen primären Betreuern zu erstellen. Außerdem sollten bewährte Schulungsinstrumente und etablierte psychologische Screeningverfahren, z. B. zu gestörtem Essverhalten, Ängsten, Depression, Lebensqualität und Alltagsbelastungen zusammengestellt werden. Das 5. Arbeitspaket wird im Rahmen der vorliegenden Dissertationsschrift mit dem Ziel bearbeitet, eine Übersicht der verfügbaren europäischen Schulungsmaterialien zum Typ-1-Diabetes bei Kindern und Jugendlichen zur Verfügung zu stellen.

3   Fragestellungen

Mit der vorliegenden Studie sollte das Angebot von Schulungsmaterialien und -programmen in der Pädiatrischen Diabetologie in Europa für das Jahr 2011 zusammengestellt und hinsichtlich der Struktur- und Ergebnisqualität bewertet werden. Dabei wurde untersucht, in welchem Umfang strukturierte Materialien, schriftliche Curricula, wissenschaftliche Evaluationen und Publikationen der Evaluationsergebnisse sowie ihre Implementierung in qualifizierte Schulungsprogramme im jeweils nationalen Kontext vorlagen. Es sollte außerdem geprüft werden, ob sie den Empfehlungen der Schulungsleitlinien der International Society for pediatric and adolescent (ISPAD) entsprechen (Swift 2009; Lange et al. 2014).

Die Untersuchungsergebnisse dienen als Grundlage für die Empfehlungen der SWEET-Arbeitsgruppe für qualifizierte, zielgruppenspezifische und altersgerechte Schulungsmaterialien und -programme. Diese sollen zunächst an nationalen SWEET-Referenzzentren (Centers of Reference for Pediatric Diabetes, CORs) in Europa zum Einsatz kommen. Nationale Referenzzentren sind Kompetenzzentren mit dem Schwerpunkt Pädiatrische Diabetologie, die den in den Arbeitspaketen 1 bis 4 definierten SWEET-Qualitätskriterien entsprechen.

Im vorliegenden Dissertationsvorhaben werden dazu folgende Fragestellungen zu Diabetesschulungsprogrammen in der Pädiatrie bearbeitet:

- Welche Schulungsmaterialien stehen den am SWEET-Projekt beteiligten Staaten der Europäischen Union zur Verfügung?

- Wurden Schulungsmaterialien entwickelt, die speziell auf die Bedürfnisse von Kindern und Jugendlichen mit Diabetes, deren Eltern und andere Bezugspersonen abgestimmt sind?

- Liegen darauf abgestimmte Curricula und Ausbildungen für Schulungskräfte aus pädiatrischen Behandlungsteams vor?

- Wurden die Schulungsprogramme evaluiert und deren Ergebnisse publiziert?

- Sind die Materialien für die verschiedenen Zielgruppen inhaltlich aufeinander abgestimmt?

- Existieren Schulungsmaterialen als integrierter Bestandteil eines strukturierten Schulungsprogramms?

- Orientieren sich die Schulungsmaterialien und -programme an den aktuellen Leitlinien zum Typ-1-Diabetes mellitus im Kindes- und Jugendalter?

- Welche ergänzenden hilfreichen Schulungsmittel werden neben den schriftlichen Materialien in der pädiatrischen Diabetesschulung eingesetzt?

Auf der Grundlage des Status quo der Diabetesschulung in den einzelnen nationalen Gesundheitssystemen sollten abschließend Empfehlungen für einen verbesserten und einheitlichen europäischen Schulungsstandard abgeleitet werden.

4 Methoden

4.1 Untersuchungsverfahren

Bei der vorliegenden Arbeit steht die systematische Angebotsanalyse und Bewertung der Struktur und Qualität von Schulungsmaterialien in der pädiatrischen Diabetologie in Europa im Vordergrund.

4.2 Konzeption der Untersuchung

Zunächst sollte durch eine systematische Literaturrecherche ein möglichst vollständiger Überblick über den aktuellen Forschungsstand zur Diabetes-schulung von Kindern und Jugendlichen in Europa geschaffen werden. Dazu wurde eine internetbasierte Quellenrecherche zu Diabetesschulungs-programmen und -materialien in der medizinischen Datenbank „Pubmed" für den Zeitraum vom 1.1.2000 - 31.12.2012 durchgeführt.

Außerdem wurde unter den Mitgliedern des europäischen SWEET-Projekts eine strukturierte Befragung zu nationalen qualifizierten Diabetesschu-lungsprogrammen und -materialen in der jeweiligen Landessprache durch-geführt. Die dabei benannten Materialien wurden hinsichtlich ihrer Inhalte, Struktur und Didaktik analysiert. Die Befragung erfolgte von Januar 2011 bis August 2011.

4.3 Beteiligte Zentren

Im Rahmen der Erhebung wurden pädiatrische Diabetesteams (Mitglieder im SWEET-Projekt) aus den 13 europäischen Ländern zur Teilnahme eingeladen. Die Zentren dieser Teams zählen zu den national führenden und gleichzeitig auch zu den größten Behandlungszentren in den jeweiligen EU-Ländern. Sie verfügen über detaillierte Kenntnisse nicht nur hinsichtlich der lokalen, sondern auch der nationalen Situation der Versorgung von Kindern und Jugendlichen mit Diabetes.

Land	Mitglieder der Diabetesteam	Pädiatrische Diabeteszentren	Stadt
Deutschland	Prof. Olga Kordonouri Prof. Thomas Danne Prof. Karin Lange	Kinder- und Jugendkrankenhaus AUF DER BULT Medizinische Hochschule	Hannover
Frankreich	Prof. Jean-Jacques Robert Dr. Delphine Martin	Hôspital Necker – Enfants Malades	Paris
Griechenland	Dr. Andriani Gerasimidi-Vazeou	P&A Kyriakou Children's Hospital Athen	Athen
Großbritannien	Dr. Jeremy Allgrove Dr. Sheridon Waldron	"Barts and the London NHS Trust" Klinik „Dorset County" Klinik	London Dorset
Italien	Prof. Leonardo Pinelli	Universität Verona	Verona
Luxemburg	Dr. Carine de Beaufort	Clinique pédiatrique	Luxemburg
Niederlande	Dr. H.J.Veeze	Diabeter	Rotterdam
Polen	Dr. Agnieszka Szypowska	Clinical Pediatric Hospital	Warschau
Portugal	Dr. Cristina Valadas	Portuguese Diabetes Association	Lissabon
Rumänien	Prof. Viorel Serban	"Cristian Serban" Zentrum	Buzias
Schweden	Dr. Gun Forsander	The Queen Silvia Children's Hospital	Göteborg
Tschechien	Dr. Zdenek Sumnik	University Hospital Motol	Prag
Ungarn	Prof. Laszlo Madacsy	Semmelweis Universität	Budapest

Tabelle 1: Befragte pädiatrische Diabeteszentren in Europa (n=13)

4.4 Datenerhebung

4.4.1 Quellenrecherche

Die Pubmed - Literaturdatenbank wurde nach Publikationen mit folgenden Schlüsselbegriffen (key words) durchsucht:

„diabetes AND education AND (children OR adolescents OR parents)"
„diabetes AND education program AND (children OR adolescents OR parents)"

"diabetes AND education program AND pediatric"

"diabetes AND education program AND (children OR adolescents OR parents)"

Dabei wurden englische, französische sowie deutsche Publikationen hinsichtlich aktueller Leitlinien, Standards und Empfehlungen für qualifizierte Diabetes-Schulungsprogramme analysiert. In der pädiatrischen Diabetologie relevante evidenz-basierte Leitlinien (englisch und deutsch) und deren Angaben zur Diabetesschulung wurden ebenfalls hinzugezogen. Hinzu kam eine Fachliteratur- und Materialienrecherche. Sie konzentrierte sich auf bisher veröffentlichte Angaben zu Schulungsprogrammen und Lehrmaterialien. Sie umfasste Bücher, Broschüren sowie Websites von nationalen Patientenorganisationen und Kostenträgern in ganz Europa, soweit sie in deutscher, englischer oder französischer Sprache vorlagen.

Die Websites der nationalen Diabetesorganisationen wurden hinsichtlich empfohlener Programme überprüft, wenn sie in English, Französisch oder Deutsch einsehbar waren.

Darüber hinaus flossen Untersuchungsergebnisse des SWEET-Projekts ein (www.sweet-project.eu), die sich auf europäische Schulungsprogramme und Ausbildungsprogramme für Mitarbeiter in der pädiatrischen Diabetologie bezogen.

Zusätzlich wurden alle Diabetesteams gebeten, ein Exemplar aller national verfügbaren Schulungsprogramme im Original an das SWEET-Studien-Zentrum zu senden und den Index sowie die didaktischen Grundlagen in Englisch zur Verfügung zu stellen.

4.4.2 Qualitätskriterien zur Bewertung von Schulungsmaterialien

Auf der Grundlage der im Jahr 2011 gültigen pädiatrischen Diabetesleitlinien (Holterhus et al. 2009; Swift 2009; NICE 2004; APEG 2005) wurde der folgende Kriterienkatalog zur Darstellung der Programme und für die Struktur- und Qualitätsanalyse von Schulungsmaterialien und Schulungsmitteln entwickelt:

o Name der Materialen/des Programms:

o Art der Materialien (Buch, Broschüre, Website oder anderes):

o Inhaltsangabe und Umfang:

o Beschreibung der Anwendung (Gruppen-, Individualschulung; Selbstinstruktion)

o Lernziele (Wissen, praktische Kompetenz, Selbstmanagement):

o Integration in ein Curriculum (schriftlich formuliertes Curriculum):

o Integration in ein strukturiertes Behandlungsprogramm (z. B. DMP):

o Diabetologischer / didaktischer / psychologischer Hintergrund:

o Zugangsmöglichkeiten (Verlag, Website, gesponserte Materialien von Kostenträgern, Unternehmen der pharmazeutischen Industrie, Herstellern von Hilfsmitteln oder anderen)

o Kosten für die Diabeteszentren

o Kosten für betroffene Kinder, Jugendliche und deren Familien

4.4.3 Aufbau des Erhebungsinstruments

Als weitere Datenquelle zur Bewertung der jeweiligen nationalen Schulungsprogramme wurde ein semistrukturierter Fragebogen in englischer Sprache entwickelt, der von den am Sweet-Projekt beteiligten europäischen Zentren abgestimmt und erarbeitet wurde. Er umfasste 22 Seiten. Der halbstandardisierte Fragebogen gibt Aufschluss über zielgruppenspezifi-

sche und altersentsprechende Schulungsangebote und Materialien und
besteht aus einer 5 x 5 Matrix mit entsprechend 25 Antwortfeldern. Die
Matrix unterscheidet vertikal zwischen den *Zielgruppen* in der Diabetesschulung x fünf *Altersgruppen* der Kinder und Jugendlichen. In jedem
dieser Felder sollten die vorhandenen Programme, Materialien sowie
weitere hilfreiche Schulungsmittel in der entsprechenden Landessprache
durch die Diabeteszentren beschrieben werden.

	< 5 years	5- 6 yrs	7- 9 yrs	10 – 12 yrs	13 – 18 yrs
Children & young people	1.	6.	11.	16.	21.
Parents	2.	7.	12.	17.	22.
Other close relation-ships - **Carers** - **Grandparents** - **Siblings**	3.	8.	13.	18.	23.
HCPs - **Curriculum** - **Materials & Resources**	4.	9.	14.	19.	24.
Nursery & Schools - **Teachers** - **Extra-curricular ac-tivities**	5.	10.	15.	20.	25.
Other useful tools					

Abbildung 1: Fragebogen mit einer fünf (Altersgruppen) x fünf (Zielgruppen) Matrix zu Schulungsmaterialien

Jedes Antwortfeld enthielt geschlossene und halboffene Fragen zur Struktur und Qualität der Materialien, zu Programmen und anderen Schulungsmitteln (s. 4.4.5). Bei Unterlagen, die nicht in Englisch oder Deutsch
vorlagen, wurden die lokalen Teammitglieder gebeten, zentrale Inhalte ins
Englische zu übersetzen und das sprachliche Niveau und die Verständlich-
keit für die Zielgruppen zu bewerten.

An jedes SWEET-Klinikzentrum wurde ein Fragebogen (s. Anhang 9.1.)
via E-Mail versandt.

4.4.4 Auswertung der Befragung

Für alle beteiligten Staaten der SWEET-Initiative wurden die Angaben zu den altersspezifischen Schulungen und Materialien in einem Katalog zusammengefasst und entsprechend der zuvor definierten Kriterien deskriptiv dargestellt.

In den jeweiligen Ländern verwendete fremdsprachige Materialien wurden einzeln aufgeführt. Bei unklaren Angaben und Verständnisfragen wurde erneut Kontakt zu den jeweiligen Zentren aufgenommen. Nicht ausgefüllte Antwortfelder wurden als nicht vorhandene Schulungsressourcen gewertet.

Die abschließende Frage im Erhebungsbogen erfasste die fehlenden Materialien, die aus Sicht der Teams dringend erstellt werden müssten („Are there any tools / materials that are most important to you but still missing in your country? What are the most important tools to be developed urgently for your country?"). Die Antworten sollten der Entwicklung einheitlicher europäischer Schulungsempfehlungen dienen und gleichzeitig Schulungsdefizite in einzelnen Staaten aufzeigen.

4.4.5 Weitere Schulungsmittel („other useful tools")

In die Untersuchung wurden neben den klassischen Schulungsmaterialien (z. B. Bücher, Broschüren und gedruckte Kurzinformationen) auch weitere Materialien wie Websites, Videos, Computerspiele, Podcasts und Handy assoziierte Applikationen einbezogen. Sie werden ergänzt durch konkrete Übungsmaterialien wie Puppen zur Übung von Injektionen oder zum Kathetersetzen, Tagebücher oder Spiele. Die Materialien werden in der vorliegenden Arbeit als „other useful tools" geführt, die in strukturierten Schulungen für praktische Übungen genutzt werden.

4.4.6 Struktur und Qualität der Schulungsmaterialien

Im folgenden Schritt erfolgte staatenweise die Bewertung der Struktur und Qualität der Schulungsmaterialien und Schulungsmittel. Zur Erfassung der Paramater dienten die evidenzbasierten Kernempfehlungen internationaler und nationaler Fachgesellschaften (Holterhus et al. 2009, Swift 2009, Neu et al. 2016) und deren Umsetzung (Abb. 2).

Qualifizierte Schulungsmaterialien sind vor allem Materialien, die integraler Bestandteil eines strukturierten Lehrplans innerhalb eines zertifizierten Schulungsprogramms sind (Holterhus et al. 2009, Neu et al. 2016).

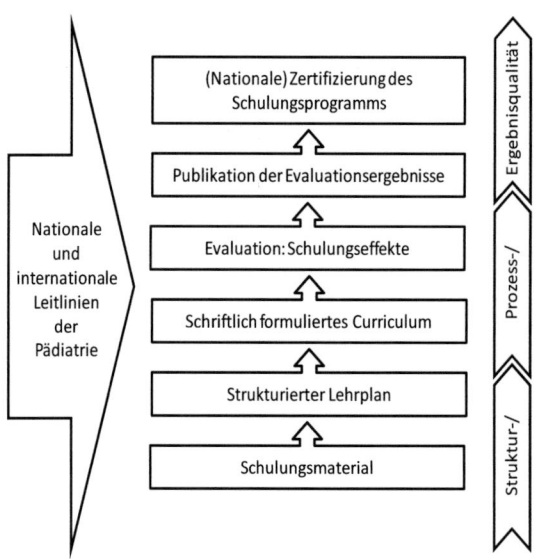

Abbildung 2: Analyseschritte bei der Bewertung von Schulungsprogrammen und -materialien (in Anlehnung an die Richtlinien zur Anerkennung von strukturierten Schulungs- und Behandlungsprogrammen entsprechend den Empfehlungen der Deutschen Diabetes-Gesellschaft (Kulzer 2002)

Zur Analyse der Materialien wurde ein Kategoriensystem zur Merkmalsbeurteilung entwickelt. Dabei wurden zwei Unterkategorien aufgestellt. Die Merkmale der Kategorie A bewerteten die Struktur der Schulungsmaterialien. Die Merkmale der Kategorie B waren die Grundlage der Qualitätsbeurteilung.

Merkmalskategorie A	Antwort
Ist ein **Schulungsziel** formuliert und stimmt es mit den Anforderungen der pädiatrischen Fachgesellschaften überein?	JA/ NEIN
Sind die Inhalte des Schulungsmaterials auf die **kognitive Reife** der Patienten (altersentsprechend) abgestimmt?	JA/ NEIN
Sind die Materialien inhaltlich aufeinander abgestimmt?	JA/ NEIN
Orientiert sich die Auswahl der Inhalte an den Empfehlungen der pädiatrischen Leitlinien?	JA/ NEIN
Ist das Material Teil eines schriftlich formulierten Curriculums?	JA/ NEIN
Sind vorhandene Schulungsprogramme für Kinder, Jugendliche und Eltern konzeptionell aufeinander abgestimmt.	JA/ NEIN

Tabelle 2: Strukturkriterien des Materials

Merkmalskategorie B	Antwort
Sind die Materialien evaluiert?	JA/ NEIN
Sind die Evaluationsergebnisse in einem wissenschaftlichen Journal publiziert?	JA/ NEIN
Sind die Materialien Bestandteil eines national zertifizierten Schulungsprogramms?	JA/ NEIN

Tabelle 3: Qualitätskriterien des Materials

5 Ergebnisse

5.1 Literaturrecherche

Die Mehrzahl der Publikationen im Zeitraum zwischen dem Jahr 2000 und dem Jahr 2012 zum Thema Diabetesschulung in der Pädiatrie betont deren Bedeutung als Grundpfeiler für eine erfolgreiche pädiatrische Betreuung und Behandlung (n > 2350 Quellen). Die Quellen stammen aus englischsprachigen Staaten (USA, Großbritannien, Canada und Australien). Weitere Quellen sind aus Deutschland sowie skandinavischen und anderen mitteleuropäischen Staaten. Es handelt sich mehrheitlich um Übersichtsartikel und Deskriptionen von Schulungsangeboten.

Die Pubmed-Recherche ergab dabei wenige Publikationen (n=385) zu Schulungs- und Trainingsprogrammen oder Schulungsmaterialen und anderen Schulungsmitteln für Kinder und Jugendliche mit Typ-1-Diabetes und deren Eltern. Mehrheitlich wurden hier einzelne Maßnahmen zur Information, Initiativen in Schulen, Diabetes-Camps und andere Kampagnen dargestellt.

Meta-Analysen zur Effektivität von Schulungen

Einige (n=5) relevante englischsprachige Meta-Analysen untersuchten den Einfluss und die Wirksamkeit von Diabetesschulungen anhand verschiedener Schulungsmethoden bei Kindern, Jugendlichen mit Typ-1-Diabetes und deren Familien (Gage et al.2004, Couch et al. 2008, Hampson et al. 2001, Hampson et al. 2000, Murphy et al. 2006). Alle Schulungsmaßnahmen verfolgten das übergeordnete Ziel, ein altersgemäßes eigenverantwortliches Selbstmanagement in der alltäglichen Diabetesbehandlung zu erreichen. Darin eingeschlossen sind die Vermeidung diabetesbezogenen Komplikationen (Gage et al. 2004) sowie die Verbesserung der Stoffwechselkontrolle, der Lebensqualität und der Reduktion diabetesassoziierter familiärer Konflikte. Die verschiedenen systematischen Reviews schlossen unterschiedliche Zielgruppen ein, die in Tabelle 4 aufgeführt sind.

Publikation	Zielgruppe
Systematisches Review/ Metaanalyse: Couch R, Jetha M, Dryden DM, et al.: Diabetes education for children with type 1 diabetes mellitus and their families. (Couch et al. 2008)	Kinder mit Typ-1-Diabetes und deren Eltern
Metaanalyse: Gage et al., Educational and psychosocial programmes for adolescents with diabetes: approches, outcomes and cost effectiveness. (Gage et al. 2004)	Jugendliche mit Typ-1-Diabetes
Metaanalyse: Murphy HR, Rayman G, Skinner TC. : Psycho-educational interventions for children and young people with type I diabetes. (Murphy et al. 2006)	Kinder und Jugendliche mit Typ-1-Diabetes und deren Eltern
Systematisches Review/ Metaanalyse : Hampson SE, Skinner TC, Hart J, Storey L, Gage H, Foxcroft D, Kimber A, Shaw K, Walker J. Effects of educational and psychosocial interventions for adolescents with diabetes mellitus: a systematic review. (Hampson et al. 2001)	Jugendliche mit Typ-1-Diabetes
Systematisches Review/ Metaanalyse: Hampson SE, Skinner TC, Hart J et al.: Behavioural interventions for adolescents with type 1 diabetes: how effective are they? (Hampson et al. 2000)	Jugendliche mit Typ-1-Diabetes

Tabelle 4: Zielgruppen internationaler Metaanalysen zur Effektivität von Diabetesschulungen in der Pädiatrie

Die Ergebnisse bezogen sich auf eine mögliche Verbesserung der Qualität der Stoffwechseleinstellung und auf psychosoziale Parameter. Die Autoren konzentrierten sich hauptsächlich auf randomisierte kontrollierte Studien, einzelne kontrollierte Studien oder Beobachtungsstudien (Couch et al. 2008, Murphy et al. 2006, Gage et al. 2004, Hampson et al. 2000, Hampson et al. 2001).

Aus den internationalen Metaanalysen und systematischen Übersichtsarbeiten konnten drei Interventionstypen in der Diabetesschulung der Pädiatrie zusammengefasst werden: Zum einen solche, die Diabetes-Basis-schulungen, den Erwerb von diabetesbezogenem Wissen und das Trainie-ren von Fertigkeiten in der Diabetestherapie (Skills-Training) beinhalten (Gage et al. 2004, Hampson et al. 2001, Couch et al. 2008); zum anderen solche, die sich zusätzlich mit psychosozialen Aspekten (z. B. Coping-Skills Training) auseinandersetzen (Gage et al. 2004, Couch et al. 2008, Hampson et al. 2000, Murphy et al. 2006) und schließlich solche, die sich auf ein explizites Verhaltens- und Selbstmanagementziel der jeweiligen Zielgruppen konzentrieren (Couch et al. 2008, Gage et al.2004, Hamspon et al. 2000, Hamspon et al. 2001). Einige Studien der Metaanalysen richten sich an Jugendliche mit einer unzureichenden Stoffwechseleinstellung, andere auf neu Erkrankte oder auf Jugendliche, die kürzlich mit dem eigenverantwortlichen Umgang mit der Krankheit begonnen haben oder auf die gesamte Familie (Gage et al. 2004, Hampson et al. 2000, Couch et al. 2008).

In der US-amerikanischen Metaanalyse von Couch et al. (2008) wurden in erster Linie die Ergebnisparameter Diabeteswissen, Umgang mit dem Diabetes, die Lebensqualität von Kindern und Jugendlichen mit Typ-1-Diabetes und deren Familien untersucht. Des Weiteren wurde der Einfluss der Diabetesschulung auf psychosoziale Parameter, z. B. die Selbstwirk-samkeit bei Patienten, erfasst. Hinweise für positive Effekte in Bezug auf die Verbesserung der Qualität der Stoffwechseleinstellung und Reduktion akuter Komplikationen wurden ebenfalls berücksichtigt. Die erfolgreichen Schulungsmethoden umfassten unter anderem Elemente der kognitiven Verhaltenstherapie und Familientherapie, das Training von praktischen Fertigkeiten (Skills-Training) und allgemeine Informationen zur Verbesse-rung des Selbstmanagements der Patienten. Schulungsinterventionen mit einem pädagogisch-didaktischen Schwerpunkt zeigten eine Verbesserung psychosozialer Parameter bei neu erkrankten Kindern und Kindern mit einer unzureichenden Stoffwechseleinstellung. Dagegen konnten keine positiven Effekte auf die Qualität der Stoffwechseleinstellung belegt werden.

Die Metaanalyse von Gage et al. (2004) kommt zu dem Schluss, dass ein kompetentes Selbstbehandlungsverhalten Voraussetzung für eine gute Qualität der Stoffwechseleinstellung ist. In erster Linie profitieren Patienten mit einer schlechten Stoffwechsellage von verschiedenen Schulungsmaßnahmen (Gage et al. 2004). Verbessertes diabetesbezogenes Wissen wirkt dabei fördernd und kann gleichzeitig eine gewünschte Verhaltensmodifikation begünstigen. Dieser Prozess verbessert wiederum das Aneignen praktischer Fertigkeiten und steigert die psychosoziale Anpassungsleistung.

Ein verbessertes diabetesbezogenes Wissen allein reicht jedoch nicht für ein erfolgreiches Diabetesmanagement aus (Gage et al. 2004, Hampson et al. 2001). Eine unbefriedigende Stoffwechsellage und eine mangelnde Adhärenz sind bei den Jugendlichen dagegen nicht automatisch mit mangelndem Wissen assoziiert. Sie sind eher Hinweise auf psychosoziale Barrieren gegenüber der eigenverantwortlichen Therapie (Gage et al. 2004). Insbesondere das Training praktischer Fertigkeiten und psychosoziale Verhaltensinterventionen können sich günstig auf das Diabetesmanagement auswirken, indem sie sowohl positive metabolische Effekte als auch eine Verbesserung der psychosozialen Situation der Patienten zeigen (Gage et al. 2004, Hampson et al. 2001). Die stationäre Eingangsschulung bietet dabei einige Vorteile gegenüber der ambulanten (Gage et al. 2004). Es besteht die einheitliche Empfehlung, dass diese Schulungselemente in ein ganzheitliches Schulungskonzept eingebunden und Teil einer umfassenden Diabetesbehandlung sein sollen (Hampson et al. 2000, Hampson et al. 2001, Murphy et al. 2006).

Die meisten randomisierten kontrollierten Studien zeigen einen stärkeren Effekt in Bezug auf die Verbesserung psychosozialer Ergebnisse als auf die Stoffwechseleinstellung (Hampson et al. 2001). Die Ergebnisse verdeutlichen zudem die Notwendigkeit, dass die Diabetesschulung kontinuierlich erfolgen sollte, um die Behandlungserfolge nachhaltig aufrechtzuerhalten (Gage et al. 2004, Hampson et al. 2001). Die elterliche Unterstützung der Patienten im Selbstmanagement ist dabei unbestritten, allerdings gibt es unterschiedliche Empfehlungen, wie lange die elterliche Verantwortung und deren Einfluss auf die Behandlung und Therapie bestehen sollte (Gage et al. 2004).

Die Ergebnisse einer prospektiven randomisierten Kontrollstudie (Grey et al. 2000), zur Verbesserung des Therapieverhaltens von Jugendlichen mit Typ-1-Diabetes konnte nachweisen, dass kognitiv-verhaltenstherapeutische Interventionen in Kombination mit sozialem Problemlösetraining zu einer gesteigerten Selbstwirksamkeit und verbesserten Lebensqualität bei jugendlichen Patienten führen (Grey et al. 2000). Der Schwerpunkt dieser Schulungsintervention für Kinder, Jugendliche und ihre Eltern sowie andere Bezugspersonen liegt darauf, dass sich durch ein intensiveres Selbstbehandlungsverhalten das Diabetesmanagement verbessert (Grey u. Berry 2004). Diese Schulungsintervention, das so genannte Coping-Skills Training, führt langfristig zur Senkung des HbA1c und verbessert die psychosoziale Befindlichkeit von Patienten und ihren Familien (Grey et al. 2000, Grey u. Berry 2004).

Eine gezielte Diabetesschulung im Kindes- und Jugendalter, die die gesamte Familie als Team erfolgreich entscheiden und handeln lässt, wirkt sich ebenfalls günstig auf die Stoffwechselkontrolle und die Lebensqualität aus. Sie reduziert familiäre Konflikte und verhindert gleichzeitig das Auftreten diabetesassoziierter Langzeitkomplikationen. Die familienzentrierten

Schulungsinterventionen wurden in einer randomisierten prospektiven kontrollierten Studie bei acht- bis siebzehnjährigen Patientinnen und Patienten angewendet, die seit sechs Jahren an Typ-1-Diabetes erkrankt waren (Laffel et al. 2003).

Auch eine schwedische prospektive randomisierte Interventionsstudie für Familien konnte belegen, dass psychosoziale Familieninterventionen einen positiven Einfluss auf die Familienatmosphäre haben (Forsander u. Sundelin 2001). Eine ungünstige Stoffwechsellage und häufige Krankenhausaufenthalte bei Kindern mit Typ-1-Diabetes scheinen unter anderem abhängig von der jeweiligen familiären Situation und Kooperation zu sein. Davon betroffen sind Kinder von alleinerziehenden Eltern oder aus Familien, in denen der Vater wenig geschult ist (Forsander u. Sundelin 2001).

In einer anderen schwedischen Untersuchung ergab eine qualitative Befragung, dass alle Familien bei Diabetesdiagnose ihres Kindes eine umfassende und leitlinienkonforme Initialschulung im stationären Setting erhalten (Jönsson et al. 2010). Das primäre Ziel ist die unmittelbare Umsetzung eines individuellen Schulungskonzepts durch ein multiprofessionelles Diabetesteam, um ein erfolgreiches Diabetes-Selbstmanagement der Familien nach Entlassung zu ermöglichen. Die Konzeption des Schulungsprogramms und Inhalte wurden in der Publikation nicht näher beschrieben.

In der Metaanalyse von Murphy et al. (2006) wurde eine Verbesserung der Qualität und Quantität durchgeführter randomisierter Studien zu psychosozialen Interventionen in der Diabetesschulung festgestellt. Trotz dieser Fortschritte einschließlich der qualitativen und strukturellen Weiterentwicklung von Schulungsprogrammen konnten die Autoren keine bestimmte Schulungsmaßnahme als besonders effektiv identifizieren. Auch diese Metaanalyse kommt zu dem Schluss, dass eine erfolgreiche Diabetesschulung ein kontinuierlicher Teil der Langzeittherapie sein muss, elterliche

Unterstützung unverzichtbar ist und die Selbstwirksamkeit der Jugendlichen im Fokus stehen sollte.

Die Autoren Couch et al. (2008) schlussfolgerten, dass aufgrund der Heterogenität der Schulungsinterventionen für Patienten und ihre Eltern, aufgrund der kleinen Stichproben und aufgrund „der unterschiedlichen Ergebnisse und der Dauer der Nachuntersuchungen bisher nicht genügend Beweise zusammengetragen werden konnten, um eine einzelne, bestimmte Schulungsmaßnahme zu identifizieren, die wirksamer als die Diabetes-Standardbehandlung ist" (Couch et al. 2008, S.13). Defizite in der detaillierten Beschreibung der Schulungsinterventionen und eine mangelnde Beurteilung ihrer Kosteneffizienz in den Untersuchungen wurden ebenfalls kritisch angemerkt (Gage et al. 2004, Hampson et al. 2000). Ethische und praktische Probleme in der Konzeption geeigneter Studien erschweren den Nachweis der Effektivität (Gage et al. 2004, Hampson et al. 2000). Es zeichnen sich methodische Grenzen auf, da zum Beispiel keine randomisierten kontrollierten Studien bei Initialschulungen möglich sind (Rains et al. 2005). Ebenso sind Warte-Kontrollgruppen ethisch nicht vertretbar, da aufgrund der Erkrankung eine umgehende Therapie lebensnotwendig ist und keine Familie die Klinik ohne Schulung verlassen kann (Hampson et al. 2001). Eine Placebo-Schulung ist aus gleichen Gründen ethisch nicht vertretbar. Eine weitere Schwierigkeit stellt die Flexibilität des Schulungsablaufs hinsichtlich der Bedürfnisse der Patienten dar. Dem steht eine Standardisierung mit starren Curricula entgegen.

Zusammenfassend besteht in der aktuellen Literatur ein Konsens, dass Schulungskonzepte langfristig mit angemessenen Methoden hinsichtlich Akzeptanz, Wirksamkeit und Kosten-Nutzen-Relation evaluiert werden sollten (Gage et al. 2004, Hampson et al. 2001).

Diabetesschulung in Leitlinien

Nationale (ADA 2010, ADA 2005, DDG 2011, DDG 2009, Diabetes UK 2007, NICE 2004) und internationale Leitlinien (APEG 2005, DAWN Study Group 2007, IDF 2009, IDF 2008, ISPAD 2009) geben Empfehlungen zur Diabetesschulung als integralen Bestandteil der Langzeitbehandlung. Darin werden die Ziele, Strukturen, Inhalte und die Durchführung der Diabetesschulung formuliert (ADA 2005, ADA 2012 APEG 2005, DDG 2011, DDG 2009, ISPAD 2009, NICE 2004). Auf der Grundlage des Selbstmanagementkonzepts sollte eine kontinuierliche Schulung für junge Patienten, ihre Familien und andere primäre Bezugspersonen von Diagnosestellung bis zum Erwachsenalter hinein erfolgen. Die Patienten sollten bei Bedarf auch psychologisch oder psychiatrisch unterstützt werden können (ADA 2005, DDG 2009, DDG 2011, ISPAD 2009, NICE 2004). Detaillierte Kriterien für qualifizierte Schulungsmaterialien in der Pädiatrie werden in der internationalen (Clinical Practice Consensus Guidelines 2009, ISPAD 2009) und der nationalen Leitlinie (S3 Leitlinie der Deutschen Diabetes-Gesellschaft, DDG 2009) formuliert.

Evaluierte und publizierte pädiatrische Schulungsprogramme

Die Literaturrecherche zu evaluierten und publizierten Schulungsprogrammen und Materialien in der pädiatrischen Diabetologie ergab international wenige Resultate. Sie umfassen vorrangig deutsche Schulungsprogramme für Kinder, Jugendliche und Eltern. In Deutschland wurde die Effektivität und Akzeptanz der Diabetesschulung bei Kindern (Lange et al. 2001), Jugendlichen (Lange und Hürter 1998, Lange et al. 2004) und ihren Eltern multizentrisch auf nationaler Ebene belegt (Lange et al. 2011). Das strukturierte Schulungsprogramm (Hürter et al. 2005) für Kinder im Alter zwischen sieben und zwölf Jahren wurde an 26 deutschen Kinderkliniken evaluiert. Die zu untersuchenden Variablen waren die Angemessenheit des Programms für die Zielgruppe, praktische Kompetenz und Diabeteswissen der Kinder, allgemeine Selbstständigkeit der Kinder, Akzeptanz und Umsetzung der Diabetestherapie, Therapieform und Qualität der Stoffwechseleinstellung (HbA1c, Anzahl schwerer Hypoglykämien und Ketoazidosen) (Lange et al. 2001).

Das zertifizierte Jugendschulungsprogramm wurde an mehreren deutschen Diabeteszentren hinsichtlich ähnlicher Evaluationsparameter untersucht. „Insgesamt belegen die Ergebnisse dieser multizentrischen Studie sowohl aus physiologischer wie auch psychologischer Sicht die Wirksamkeit und Bedeutung einer jugendgemäßen Diabetesschulung" (Lange und Hürter 1998, S.62).

Das Schulungs- und Trainingsprogramm für Eltern wurde ebenfalls in Bezug auf metabolische und psychosoziale Parameter evaluiert. Für das modulare Schulungsprogramm, das initial nach Diagnosestellung für Eltern von Patienten im Alter von 6 bis 14 Jahren familienzentriert angewandt wurde, konnte die Effektivität bezogen auf physiologische und psychologische Therapieziele nachgewiesen werden (Lange et al. 2011).

Verglichen mit der Vielzahl an Publikationen zu singulären Schulungsinterventionen (n > 380), z. B. kurze Trainings, Diabetes-Camps, im Recherchezeitraum liegen wenige Ergebnisse zu spezifischen Schulungsmaterialien oder Schulungshilfsmitteln vor. Gezielte und exakt beschriebene Schulungsmaterialien wurden prospektiv in einer schwedischen Kohortenstudie untersucht. Hierbei handelte es sich um leitliniengestützte (ISPAD Guidelines, Swift 2009) Schulungsmaterialien zur Vermeidung von schweren Hypoglykämien (Nordfeldt und Ludvigsson 2002), die sich an Kinder und Jugendliche mit Typ-1-Diabetes und an deren Eltern richteten. Die

Rate an schweren Hypoglykämien sank nach Einsatz der Materialien (Nordfeldt und Ludvigsson 2002). Eine darauffolgende randomisierte Kontrollstudie kam zu einem ähnlich positiven Ergebnis (Nordfeldt et al. 2005).

Umsetzung der Leitlinien zur Diabetesschulung

Im SWEET-Projekt untersuchte die Projektgruppe unter der Leitung von D. Martin und J.J. Robert (2012), inwieweit internationale und nationale pädiatrische Leitlinien zur Diabetesschulung in den pädiatrischen Diabeteszentren der EU umgesetzt werden. Sie kommt zu dem Schluss, dass es europaweit große Unterschiede in der Organisation der Patientenschulung und in der praktischen Umsetzung der Leitlinien gibt. Sie empfehlen, dass zur Verbesserung der Situation zunächst nationale Richtlinien zur Diabetesschulung für Kinder und Jugendliche entwickelt werden sollten. Diese sollten sich an den internationalen Leitlinien orientieren, nationale Besonderheiten berücksichtigen und gesetzliche Bestimmungen zur Umsetzung einer qualifizierten Patientenschulung berücksichtigen (Martin et al. 2012).

Die Ausbildung qualifizierter diabetologischer Fachkräfte wurde ebenfalls evaluiert (Waldron et al. 2012). Die Vergleiche von aktuellen Aus- und Weiterbildungen für Schulungskräfte in der pädiatrischen Diabetologie ergaben in Europa große Divergenzen. Nur eine Minderheit der diabetologischen Schulungskräfte hat einen organisierten Zugang zu einer gut entwickelten und akkreditierten Ausbildung auf nationaler Ebene. Als positives Beispiel wird Deutschland erwähnt, während die aktuelle Situation in den meisten anderen Ländern als weniger gut bewertet wird (Waldron et al. 2012). Es zeigen sich vor allem Unterschiede in den Qualifizierungsmöglichkeiten mit teilweise unkoordinierten Ausbildungsangeboten und Akkreditierungsbedingungen (Waldron et al. 2012). Ein zentraler Grund dafür ist unter anderen der unterschiedliche Entwicklungsstand der europäischen Gesundheitssysteme (Waldron et al. 2012).

In einem weiteren Kernbereich des SWEET-Projekts wurden Anforderungen an Kompetenzzentren mit dem Schwerpunkt pädiatrische Diabetologie in Europa formuliert (Danne et al. 2012). Sie umfassen inhaltliche und strukturelle Voraussetzungen für standardisierte Diabetes-Kompetenzzentren. Dabei sollten auch die Schulungsangebote für Patienten, Eltern und andere Bezugspersonen Berücksichtigung finden (Danne et al. 2012). Die vorliegende Arbeit hat zu diesem Teilprojekt des SWEET-Konsortiums beigetragen.

5.2 Leitlinienempfehlungen zu Schulungsmaterialien und Schulungsmitteln

In der vorliegenden Arbeit erfolgt die Evaluation der Schulungsmaterialien anhand der internationalen klinischen Leitlinien (Swift 2009) und anhand der im deutschsprachigen Raum verwendeten evidenzbasierten Leitlinien der Deutschen Diabetes-Gesellschaft (Holterhus et al. 2009, Neu et al. 2016). Die folgende Zusammenstellung der europäischen Schulungsmaterialien orientiert sich an den Altersgruppen und den Zielgruppen in den pädiatrischen Leitlinien (ISPAD 2009, DDG 2009, ADA 2005). Sie werden zum besseren Überblick wie folgt zusammengefasst:

- Kinder und Jugendliche mit Typ-1-Diabetes (<5 Jahre, 5-6 Jahre, 7-9 Jahre, 10-12 Jahre, 13-18 Jahre)
- Eltern von Kindern mit Typ-1-Diabetes
- andere primäre Bezugspersonen von Kindern mit Typ-1-Diabetes (Geschwister, Großeltern)
- Schulungskräfte in der pädiatrischen Diabetologie
- Erzieher und Lehrkräfte von Kindern mit Typ-1-Diabetes

Die Materialien sollen sich auf strukturierte Schulungscurricula und methodische und didaktische Konzepte beziehen. Weiterhin sollen sie Bestandteil eines qualifizierten strukturierten Schulungsprogramms sein (Holterhus et al. 2009, Swift 2009, Neu et al. 2016, Lange et al. 2014). Die Schulungsprogramme für Vorschul- und Grundschulkinder, Jugendliche und ihren Eltern sollen aufeinander abgestimmt sein (Silverstein et al. 2005). Mitarbeiter von Kindergärten und Schulen sollen ebenfalls das Angebot einer qualifizierten Schulung erhalten (Holterhus et al. 2009).

Für ein qualifiziertes Schulungsangebot ist es auch notwendig, dass die verwendeten Schulungsmaterialien von erfahrenen und qualifizierten Teammitglieder unterschiedlicher Profession eingesetzt werden (Holterhus et al. 2009, Swift 2009, Lange et al. 2014, Neu et al. 2016). Die Schulungsmodule beinhalten Wissensziele, Lernmodelle und Strategien für das Erlernen von Fähigkeiten zur Diabetestherapie (ISPAD 2009).

Die Anforderungen an adäquate Schulungsunterlagen definiert die Leitliniengruppe der ISPAD wie folgt (Swift 2009, Lange et al. 2014):

„Initiales Lernen sollte durch schriftliche Leitfäden und Broschüren vertieft werden, die dem Alter und der kognitiven Reife des Kindes entsprechen. Die Materialien für Eltern sollten in geeigneter Sprache und in einem leicht verständlichen Stil sein. (Niveau einer populären lokalen Zeitung oder „Boulevardzeitung“)" (Swift 2009).

Die Deutschen- Diabetesgesellschaft stellt folgende Anforderung an qualifizierte Schulungsmaterialien:

Empfehlung 4.27: Empfehlungsgrad A

„Der Lernprozess soll durch zertifizierte Schulungsunterlagen begleitet werden, die sich an der kognitiven Entwicklung und den Bedürfnissen der

Kinder und Jugendlichen orientieren. Gleiches gilt für die Schulungsmateria-lien für Eltern, die deren Erziehungsaufgaben und die altersspezifische Diabetestherapie ihrer Kinder einbeziehen sollen.“ (Holterhus et al. 2009, 46)

Eine weitere konkrete Anforderung an die Struktur der Schulungsmateria-lien liefert die Deutsche Diabetes-Gesellschaft (DDG 2002):

„Eine moderne Schulung setzt voraus, dass bestimmte Inhalte der Schulung von den Patienten erarbeitet werden. Hierzu dienen Patientenunterlagen beispielsweise in Form von Arbeitsblättern, Fragebögen, Handzetteln. Ebenfalls sollten den Schulungsteilnehmern in einer verständlichen Spra-che die wesentlichen Schulungsinhalte zum Nachlesen im Alltag zur Verfü-gung gestellt werden (Buch, Broschüre, CD-Rom etc.)“ (DDG 2002).

Der ergänzende Einsatz patientengerechter Schulungsmedien (z. B. Charts und Folien) verfolgt die Absicht, wichtige Schulungsinhalte angemessen zu erklären und zusammenzufassen. Ein darauf abgestimmtes schriftliches Curriculum soll die Lernziele, das didaktische Vorgehen und methodische Hinweise zur Durchführung der Schulung für den Anwender beinhalten. „Das Curriculum soll zum einen gewährleisten, dass die Schulung von unterschiedlich schulenden Personen in einer vergleichbaren Qualität durchgeführt wird. Zum anderen soll das Schulungscurriculum sicherstel-len, dass die im Rahmen einer Evaluationsstudie empirisch geprüften Schulungsinhalte und deren Methodik und Didaktik auch in der praktischen Anwendung umgesetzt werden“ (DDG 2002).

5.2.1 Leitlinienempfehlungen für Schulungsmaterialien zur Initialschulung bei Diagnose

Für die Initialschulung fordern die pädiatrischen Fachgesellschaften ISPAD (international) und die DDG (national) konkrete theoretische Schulungsinhalte und notwendige praktische Fertigkeiten - „Survival Skills" - im Umgang mit dem Diabetes. Sie erfüllen gleichzeitig die inhaltlichen Kriterien für entsprechende Schulungsmaterialien und Schulungshilfsmittel. Die Schulungsthemen sollten aufeinander aufgebaut sein und durch einen strukturierten Lehrplan möglichst patientenzentriert und interaktiv vermittelt werden (SWIFT 2009).

Themen der Initialschulung für jüngere Kinder und deren Eltern sind zum Beispiel Insulinbehandlung, Stoffwechselkontrolle, Anpassung der Therapie an körperliche Aktivitäten, Grundlagen einer ausgewogenen und gesunden Ernährung, Anzeichen einer Hypoglykämie, soziale Integration der Kinder in Spielkreisen oder Kindergarten und Informationen für Betreuer (Holterhus et al. 2009, Neu et al. 2015, Swift 2009, Lange et al. 2014).

Für Schulkinder sind kindgerechte Erklärungen zur Erkrankung und daraus resultierende Symptome relevant, Vermittlung und Üben erster praktischer Fertigkeiten zur Durchführung der Insulintherapie, Durchführung und Interpretation von Stoffwechselselbstkontrollen, Vermeidung, Erkennen und Behandeln von Hypo- und Hyperglykämien und Integration des Diabetes in der Schule, beim Sport und anderen Aktivitäten (Holterhus et al. 2009, Neu et al. 2015).

Eine jugendgemäße Initialschulung zielt auf eine angemessene Selbstständigkeit in der Diabetestherapie, vermittelt Grundkenntnisse über eine ausgewogenen Ernährung, praktische Fertigkeiten zur Durchführung der Insulintherapie und formuliert altersgemäße Therapieziele (Holterhus et al. 2009). Weitere zentrale Schulungsinhalte sind im Anhang (9.2.) aufgeführt.

5.2.2 Leitlinienempfehlungen für Schulungsmaterialien zur Folgeschulung

Für die Folgeschulung definierten die ISPAD (Swift 2009, Lange et al. 2014) und die DDG (Holterhus et al. 2009, Neu et al. 2016) weiterführende altersgemäße Themen, die sich an den Entwicklungsaufgaben der jungen Patienten und dem Fortschreiten des Typ-1-Diabetes orientieren. Dazu zählen unter anderem die Physiologie/Pathophysiologie des Diabetes, Nikotin-, Alkohol- und Drogenkonsum, Sexualität und Verhütung, Insulintherapie und Infekte, Hyperglykämie, Prävention von Ketoazidosen und Folgekomplikationen, Reisen, Beruf und Sozialrecht (Swift 2009). Im Anhang (9.2.) sind weitere Folgeschulungsthemen aufgeführt.

5.3 Schulungsmaterialien und Schulungsprogramme in der pädiatrischen Diabetologie in Ländern der EU

5.3.1 Beteiligte Zentren

Insgesamt beantworteten 10 von 13 angefragten Europäischen Behandlungszentren mit dem Schwerpunkt Pädiatrische Diabetologie der SWEET-Gruppe den Fragebogen zu national verfügbaren Schulungsprogrammen und Unterlagen. Die Zahl der dort behandelten pädiatrischen Patienten mit Typ-1-Diabetes (Martin et al. 2012) stellt Tabelle 5 dar.

Zentrum n=10	Anzahl Patienten	Anzahl Manifestationen pro Jahr
Deutschland	> 400	50-80
Frankreich	> 400	30-50
Griechenland	> 400	30-50
Großbritannien	150-250	10-30
Italien	250-400	30-50
Luxemburg	150-250	10-30
Polen	> 400	> 100
Rumänien	> 400	50-80
Schweden	> 400	50-80
Tschechien	> 400	50-80

Tabelle 5: Anzahl behandelter Patienten im Jahr 2010 in den zehn beteiligten Zentren der EU (Martin et al. 2012)

5.3.2 Schulungsmaterialien und Schulungsmittel in der EU

Zur Diabetesschulung in der Pädiatrie werden in den erfassten europäischen Ländern hauptsächlich Bücher, Broschüren, Bilderordner, Prospekte, Journale, DVDs, Internetreferenzen, Spiele oder Karten eingesetzt. Zusätzlich existiert eine große Vielfalt an kreativen Schulungshilfsmitteln für das praktische Training der Diabetestherapie, z.b. Broschüren, Faltblätter, Spiele, Videos oder Puppen für Insulininjektionen oder zum Katheterlegen bei einer Insulinpumpentherapie.

Die wichtigsten Schulungsmaterialien, -mittel und -medien, die am häufigsten in der pädiatrischen Diabetesschulung Anwendung finden, sind:

- Handbücher, Lehrbücher, CD, DVDs für Eltern und Patienten
- Patientenzeitschriften, Web-sites, Foren im Internet für Patienten
- Broschüren, Faltblätter für Eltern, Patienten, Lehrkräfte
- Behandlungstagebücher, Diabetes-Ausweis, Spiele, Modelle (Lipom, CSII, CGM), Puppen, Arbeitsblätter, Apps zur KH-Schätzung
- Bolus Rechner
- Curricula (Lehrpläne), Trainingsprogramme, Folien für Schulende

Diese dem SWEET-Organisationsbüro zugesandten Materialien wurden bezogen auf die in den Tabellen 2 und 3 genannten Kriterien zur Struktur und Qualität systematisch analysiert. Die Ergebnisse werden in den folgenden Abschnitten detailliert dargestellt.

Landessprachen und fremdsprachliche Materialien

In jedem Land existieren Schulungsmaterialien und Schulungsmittel in den jeweiligen Landessprachen. In Deutschland, Griechenland, Großbritannien, Italien, Luxemburg, Polen, Rumänien und Schweden verwenden die

Zentren auch Materialien aus anderen Ländern und in anderen Sprachen für Eltern, Schulungskräfte oder andere primäre Bezugspersonen.

- In Frankreich sind Schulungsmittel für Kinder, Jugendliche und Eltern auf Arabisch erhältlich.

- In Griechenland nutzen die Mitarbeiter ein englisches Schulungsbuch. Großbritanniens Diabetes-Organisation „Diabetes UK" bietet über eine umfangreiche Web-site Informationen zum Diabetesmanagement bei Kindern, Jugendlichen und Erwachsenen in zahlreichen Sprachen an (http://www.diabetes.org.uk/Guide-to-diabetes/ Information-in-different-languages1/).

- In Luxemburg werden Materialien bilingual auf Deutsch und Französisch für Kinder, Jugendliche und Eltern angeboten. Die Eltern nutzen unter anderem ein Schulungsmittel aus Antwerpen. Für das pädiatrische Diabetes-Team liegen Materialien in insgesamt 3 Sprachen vor (Französisch, Deutsch, Flämisch). Für Kinder existiert eine Web-site in 4 Sprachen (Deutsch, Französisch, Luxemburgisch, Portugiesisch).

- In Polen wurde ein englisches Lehrbuch für die Schulungen von Jugendlichen und Eltern in der Landessprache übersetzt.

- Die rumänischen Schulungskräfte nutzen zu den Materialien in der Landessprache ein englischsprachiges Schulungsbuch.

- Das schwedische Zentrum entwickelte für alle Zielgruppen eine Schulungs-DVD auf Somali. Ein englisches Schulungsbuch wird in verschiedenen Sprachen benutzt.

5.3.3 Schulungsmaterialien für Kinder und Jugendliche verschiedener Altersgruppen

5.3.3.1 Schulungsmaterialien für Kinder unter fünf Jahren

Spezielle Schulungsmaterialien und andere Schulungsmittel für die jüngsten Kinder (unter fünf Jahren) liegen in allen befragten europäischen Ländern, außer in Rumänien, vor. Dazu zählen Bücher, Malbücher und Schulungsgegenstände wie Puppen zum Üben von Injektionen und Kathetersetzen, Spiele und Bilderpuzzle. Die Mitarbeiter des Diabeteszentrums in Rumänien berichteten, dass in ihrem Land für die jüngste Zielgruppe keine Schulungsunterlagen vorhanden seien.

Das Hauptschulungsziel ist aus Sicht der antwortenden Teammitglieder, die Angst der jungen Kinder vor der Erkrankung und der Diabetesbehandlung zu reduzieren und deren Akzeptanz dahingehend zu fördern, dass die tägliche Therapie durch die Eltern möglichst konfliktfrei stattfindet.

Die chronische Krankheit und ihre Therapie werden anhand der genannten Materialien und Mitteln (DE, FR, GR, IT, LUX, PL, CZ) altersgerecht auf einem einfachen Niveau erklärt. In den meisten Zentren (FR, GR, IT, LUX, PL, SE, CZ) sind diese Materialien auch für Vorschulkinder (fünf bis sechs Jahre) vorgesehen. In Deutschland, Frankreich, Griechenland, Italien, Luxemburg, Polen, Schweden und Tschechien werden kreative Schulungsmaterialien (Bücher, Heftchen) und ergänzende Schulungsmittel und -medien (Spiele, DVDs) für Kleinkinder und Vorschulkinder angegeben. Die Inhalte der Materialien beziehen sich größtenteils auf einzelne Aspekte der Typ-1-Diabeteserkrankung und deren Behandlung.

In Griechenland, Italien, Luxemburg und Tschechien werden außerdem strukturierte Materialien angeboten (Buch, Heft, DVD), in denen der Typ-1- Diabetes und seine Behandlung inhaltlich aufeinander aufbauend in Text und Bild erklärt werden. Das griechische Kinder-Schulungsbuch enthält Bilder und Texterklärungen für Vorschulkinder. Mit Unterstützung der Eltern ist dies auch für sehr junge Kinder verständlich (Gika et al. 2005). In allen vier Ländern orientieren sich die Inhalte der Materialien an den pädiatrischen Leitlinien (Swift 2009).

In Tschechien wird ein kindgerechter und farbiger Zeichentrickfilm (DVD) für die Schulung von fünf- bis neun-jährigen Kindern eingesetzt (Abb.3). Der Schulungsfilm ist inhaltlich strukturiert und leitlinienorientiert (ISPAD 2009, DDG 2009). Er wird mit einem Ringbuch „Mein erstes Diabetes-Tagebuch" kombiniert (Neumann et al. 2008). Der Film ist inhaltlich nicht auf die Schulungsmaterialien der Eltern abgestimmt, curricular nicht eingebunden und wissenschaftlich nicht evaluiert. Er ist kein Bestandteil eines national zertifizierten Schulungsprogramms. Das kombinierte Schulungsmaterial ist kostenfrei über ein Unternehmen der pharmazeutischen Industrie erhältlich.

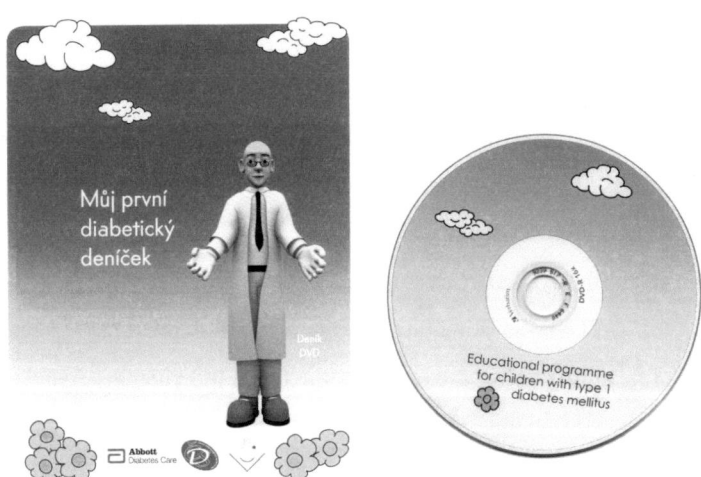

Abbildung 3: Beispiel für ein altersentsprechendes Schulungsmittel (Tagebuch, Schulungsfilm) für die jüngsten Patienten (<5 Jahre). (Tschechien, Neumann et al. 2008)

58

Alle Materialien und Schulungsmittel für diese Altersgruppe werden den Familien durch nationale Diabetes-Vereinigungen oder Unternehmen der pharmazeutischen Industrie kostenfrei zur Verfügung gestellt (DE, FR GB, GR, IT, LUX, PL, SE, CZ).

In Großbritannien sind die genannten Schulungsmaterialen, -mittel und -medien (Hefte, Leitfaden-Journal, Web-sites) nicht auf den kognitiven Entwicklungsstand sehr junger Kinder abgestimmt.

Bedarf an Neu- und Weiterentwicklungen

In keinem der hier erfassten europäischen Staaten sind die Materialien für sehr junge Kinder inhaltlich aufeinander abgestimmt, evaluiert und/oder Bestandteil eines ausgearbeiteten Curriculums. Sie stehen nicht im Zusammenhang mit strukturierten Schulungsprogrammen. Alle befragten Diabetesteams sind jedoch überzeugt, dass auch sehr junge Kinder angemessen über ihre Krankheit und Behandlungsmöglichkeiten informiert werden müssten.

Die Teammitglieder weisen außerdem darauf hin, dass insbesondere Materialien und Mittel zur Insulinpumpentherapie und zur CGM-Schulung fehlen würden. Das Team aus Rumänien gibt an, dringend jede Art von Schulungsmaterialien und ergänzende Schulungsmittel für die jüngste Altersgruppe zu benötigen.

5.3.3.2 Schulungsmaterialien für Vorschulkinder (fünf bis sechs Jahre)

In neun von zehn europäischen Staaten (DE, FR, GB, GR, IT, LUX, PL, SE) sind Schulungsmaterialien, ergänzende Schulungsmittel und -medien für Vorschulkinder vorhanden. Dazu zählen, ähnlich wie bei der jüngsten

Altersgruppe, Bücher, farbige Broschüren, Videos, Webseiten, ID-Karten, Spiele, Tagebücher und Schulungsgegenstände wie zum Beispiel Ernährungspyramiden in Form von Puzzles. Die Mitglieder des Diabeteszentrums in Rumänien berichten, dass auch für diese Zielgruppe keine Schulungsunterlagen vorhanden seien.

Die antwortenden Diabetesfachkräfte gehen auch in dieser Altersgruppe davon aus, dass Eltern oder Schulungskräfte bei der Erklärung der Krankheit und der Therapie aktiv mitwirken. Bereits Vorschulkinder sind durchaus in der Lage, ein gewisses Basiswissen und praktische Kompetenzen bezüglich eines ihrem Alter entsprechenden Reifegrads zu erwerben.

In den meisten Staaten (DE, GR, IT, PL, SE, CZ) sind die Materialien für 5- bis 6-Jährige auch für Schulkinder (7 bis 9 Jahre) vorgesehen. In der Gesamtheit konzentrieren sich die Schulungsziele aller Materialien und Mittel auf Informationen zum Typ-1-Diabetes und seiner Behandlung von Diagnosestellung an.

In Deutschland, Frankreich, Griechenland, Italien, Luxemburg und Tschechien werden für diese Zielgruppe ausführliche altersadäquate strukturierte Materialien angeboten (Buch, Heft, DVD), in denen die Kerninformationen zum Typ-1-Diabetes inhaltlich aufeinander aufbauend erklärt werden. Einige wesentliche Elemente der Initialschulung (Swift 2009) werden anhand von Bildern sowie realen Protagonisten oder Phantasiefiguren einfach erklärt. Die schwedischen Unterlagen, die speziell für Kinder entwickelt wurden, wurden bei dieser Befragung nicht im Original zugesandt, sie können daher inhaltlich nicht beurteilt werden. Mit Ausnahme von Deutschland, Frankreich und Luxemburg sind die verschiedenen Schulungsmaterialien und -mittel inhaltlich kaum aufeinander abgestimmt.

Lediglich in Deutschland und Frankreich werden für diese Altersgruppe strukturierte evaluierte Materialien mit einem zugehörigen schriftlichen Curriculum im Rahmen eines national zertifizierten Schulungsprogramms für Kinder und ihre Eltern eingesetzt (Hürter et al. 2005, l'AJD 2011). In Deutschland wurde das Schulungsprogramm für Kinder von sechs bis zwölf Jahren und ihre Eltern bundesweit wissenschaftlich evaluiert und national zertifiziert durch die Deutsche Diabetes-Gesellschaft und das Bundesversicherungsamt (BVA) (Lange et al. 2001).

In Deutschland wurde weiterhin ein strukturiertes zweitägiges Gruppen-trainingsprogramm namens „Fit für die Schule" speziell für Vorschulkinder mit Typ-1-Diabetes kurz vor dem Eintritt in die Schule entwickelt. Die Effektivität wurde hinsichtlich des HbA1c, dem altersgemäßen Schulein-tritt, der Teilhabe an allen Unterrichtselementen und Schulaktivitäten im ersten Schuljahr und der Lebensqualität der Kinder belegt (Bläsig et al. 2011).

Ein in Luxemburg eingesetztes strukturiertes Schulungsheft (ALD 2012) richtet sich an zwei- bis sechsjährige Kinder und deren Eltern (Abb. 4). Das Heft ist reich bebildert und vermittelt entsprechend der kognitiven Reife dieser Altersgruppe leitliniengerecht das notwendige Hintergrundwissen über die Diagnose und Behandlung des Typ-1-Diabetes. Für die anderen Altersgruppen wurden in Luxemburg zwei weitere Hefte entwickelt (7-12 Jahre, 13-18 Jahre). Das Material ist keinem Curriculum zugeordnet und nicht evaluiert. Es ist kein Bestandteil eines national zertifizierten Schu-lungsprogramms. Das Schulungsheft (ALD 2012) wird von der luxembur-gischen Diabetesorganisation ALD (Association Luxembourgeoise du Diabète) allen Familien von jüngeren Kindern mit Diabetes kostenfrei überlassen.

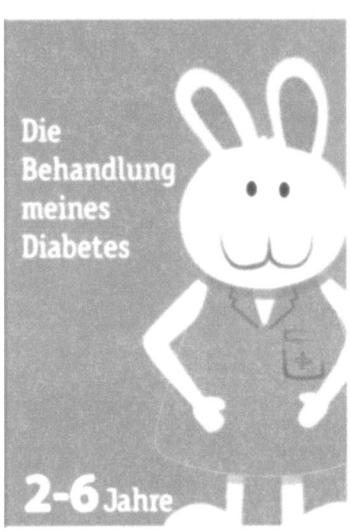

Abbildung 4: Beispiel für ein altersentsprechendes Schulungsmittel (Heft) für Vorschulkinder in zwei Sprachen (Französisch, Deutsch). (Luxemburg, ALD 2012)

Die Mehrheit der weiteren Materialien und Schulungsmittel für diese Altersgruppe werden Familien kostenfrei von nationalen Diabetes-Vereinigungen oder Unternehmen der pharmazeutischen Industrie oder Diabetestechnologie (DE, FR, GB, GR, LUX, IT, PL, SE, CZ) angeboten.

Bedarf an Neu- und Weiterentwicklungen

Diabetesteams aus Rumänien geben an, Schulungsmaterialien und ergänzende Schulungsmittel für die Altersgruppe der 5- bis 6-Jährigen zu benötigen. Anderen Ländern fehlen kindgerechte Materialien zum verständlichen Umgang mit der Erkrankung, zur Insulinpumpentherapie, zur Nutzung von CGM und Schulungsressourcen für Patienten mit Migrationshintergrund.

5.3.3.3 Schulungsmaterialien für Kinder von sieben bis neun Jahren

In neun der zehn befragten europäischen Behandlungszentren gibt es spezielle Schulungsmaterialien und -mittel für Grundschulkinder (Textbücher, Hefte, Broschüren, Quiz-Spiele, Onlinespiele, Videos und Webseiten). In Rumänien stehen auch für die Sieben- bis Neunjährigen keine Schulungsunterlagen zur Verfügung.

Aus Sicht der antwortenden Teams sollte sich die Initialschulung der Grundschulkinder an einem strukturierten und kindgerechten Schulungskonzept orientieren. Die Schulung sollte hinsichtlich des Wissensstandes, den praktischen Fähigkeiten, der Lebensqualität sowie der Qualität der Stoffwechseleinstellung evaluiert werden.

Die meisten der vorgelegten Unterlagen, Mittel und Medien konzentrieren sich auf das Schulungsziel, Basisinformationen zur Ätiologie, zu Symptomen des Typ-1-Diabetes, zur Insulinbehandlung, zur Blutzuckermessung, zu Hypo- sowie Hyperglykämien und zur Ernährung mit Kohlenhydratberechnung entsprechend den ISPAD-„Survival Skills" (Swift 2009) und den Inhalten der Initialschulung der deutschen S3 Leitlinie zu vermitteln (Holterhus et al. 2009; Neu et al. 2016). Die Bücher, Hefte, Broschüren und Internetseiten unterscheiden sich zwischen den europäischen Staaten auch für diese Zielgruppe erheblich bezogen auf ihre Struktur und Komplexität.

Einig Bücher und Broschüren vermitteln dieser Altersgruppe mit einem Comic oder Märchen ein erstes Grundwissen, z. B. „Adams Tagebuch", ein Comic-Ringbuch aus Tschechien (Neoralová und Pruhová 2007).

In den meisten europäischen Staaten (DE, FR, PL, LUX, SE, CZ) ist die intensivierte Insulintherapie entweder mit mehrfach täglichen Injektionen oder mit einer Insulinpumpe die Therapie der Wahl. Die Hersteller von Insulinpumpen stellen entsprechend zu ihren Produkten kreative und kindgerechte Informationen (Bilderbücher, Zeitschriften, Videos, Broschüren) zur Verfügung.

In Deutschland, Frankreich, Griechenland, Italien, Luxemburg, Schweden und Tschechien stehen für die 7- bis 9-jährigen Kinder strukturierte schriftliche Schulungsmaterialien zur Verfügung. Darin werden die Themen altersgemäß aufeinander aufbauend erarbeitet (ISPAD 2009).

Mit Ausnahme von Deutschland, Frankreich und Luxemburg sind die verschiedenen Schulungsmaterialien und -mittel inhaltlich kaum aufeinander abgestimmt. Lediglich in Deutschland und Frankreich sind sie Bestandteil eines schriftlich formulierten Curriculums und stehen im Zusammenhang mit einem strukturierten Schulungsprogramm.

Die deutschen und französischen Schulungskonzepte fokussieren im Schulungsprozess neben der Wissensvermittlung gezielt auf das diabetesbezogene Selbstmanagement, emotionale Bewältigungsstrategien und praktische Problemlösefähigkeiten der jungen Patienten (Hürter et al. 2005, l'AJD 2011). Diese Elemente sind für diese Entwicklungsphase ein wesentlicher Bestandteil strukturierter Schulungen (Swift 2009).

Zurzeit gibt es nur in Deutschland veröffentlichte Daten zur Akzeptanz und Wirksamkeit eines strukturierten Schulungsprogramms mit einem korrespondierenden Buch für Kinder und einer Broschüre für die Eltern (Hürter et al. 2005, Lange et al. 2001). Sowohl das deutsche als auch das französische Programm sind landesweit zertifiziert.

Das entsprechende französische Schulungsprogramm mit dem Schulungsbuch „Les CAHIERS de l' AJD" (l'AJD 2011) wird von der französischen Organisation für Kinder und Jugendliche mit Diabetes und ihre Eltern, der Organisation Aide aux Jeunes Diabétiques (l'AJD) zur Verfügung gestellt. Das Schulungsprogramm für acht- bis neun-jährige

Kinder und ihre Eltern, das auch ein Modul zur Insulinpumpentherapie beinhaltet, ist evaluiert und landesweit zertifiziert. Die Organisation entwickelte das Schulungsprogramm mit verschiedenen diabetologischen Experten. Außerdem organisiert l'AJD Einzel- und Gruppenschulungen, Schulungen zu Hause und Feriencamps für Kinder und Jugendliche mit Diabetes. Die Förderung des Selbstmanagements der Patienten ist dabei ein zentrales Schulungsziel (Cahané und Vias 2011). Das französische Schulungsprogramm beinhaltet ein Lehrbuch, Les CAHIERS (l'AJD 2011), für Patienten und deren Familien, regelmäßig aktualisierte Themenhefte, Les DOSSIERS (l'AJD 2011) und eine umfangreiche Internetseite für die Schulung bei Diagnosestellung des Typ-1-Diabetes und für die Folgeschulungen (l'AJD 2011, siehe Abbildung 5). Dazu gehören ein leitliniengerechtes Grundlagenwissen über die Therapie und Behandlung des Typ-1-Diabetes, Survival Skills sowie spezielle weiterführende Themen wie Schulbesuch, Reisen oder Sport. Die Materialien werden Familien über die Diabetesorganisation (l'AJD) zur Verfügung gestellt. Die Kosten dafür werden von der französischen Sozialversicherung getragen (www.ajd-educ.org):

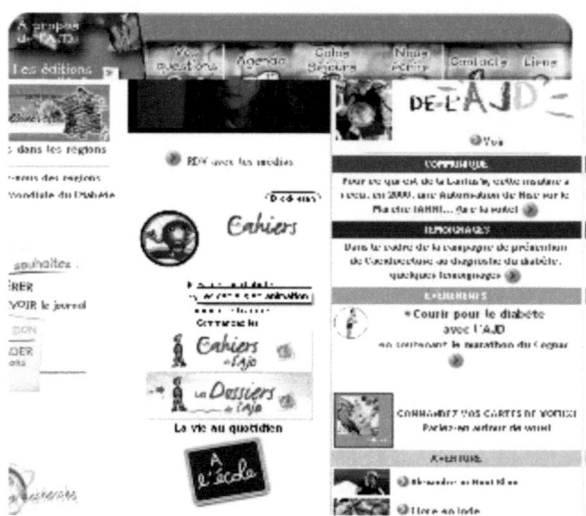

Abbildung 5: Beispiel für altersentsprechende Schulungsmaterialien (Buch, Hefte und Webseite) für Kinder. (Frankreich http://www.ajd-educ.org)

Die meisten der o.g. Schulungsunterlagen werden Familien von nationalen Diabetes-Organisationen, Krankenkassen oder Unternehmen der pharmazeutischen Industrie kostenfrei zur Verfügung gestellt (DE, FR, GB, GR, IT, LUX, PL, SE, CZ). Die Materialkosten, die Bestandteil eines qualifizierten Schulungskurses sind, werden in Deutschland durch die Krankenkassen erstattet.

Bedarf an Neu- und Weiterentwicklungen

Für diese Altersgruppe berichten die befragten pädiatrischen Teammitglieder, dass vor allem Multimediatools fehlen und mehr interaktive Materialien und Mittel zur Überprüfung und Festigung des Wissens entwickelt werden sollten. Auch fehlen interaktive Ressourcen, um die Krankheitsbewältigung der Kinder besser zu unterstützen. Wie bereits bei den jüngeren Altersgruppen werden zusätzliche Materialien zur Schulung zu neuen Technologien gewünscht.

5.3.3.4 Schulungsmaterialien für Kinder von zehn bis zwölf Jahren

Alle beteiligten Behandlungszentren berichten von der Nutzung spezieller Schulungsmaterialien, -mittel und -medien für Kinder im Alter von zehn bis zwölf Jahren. Dazu zählen Textbücher, PowerPoint-Präsentationen, Online-Computerspiele, Internetseiten, Broschüren, DVDs, Journale sowie interaktive Spiele, die sich in ihrer Struktur und ihrem Umfang deutlich unterscheiden. Manche Bücher und Broschüren informieren die Kinder hauptsächlich über die Grundlagen der Diabetesbehandlung. In Polen nutzt diese Altersgruppe vorwiegend die Schulungsmaterialien für Eltern im Rahmen einer gemeinsamen Schulung.

Die meisten Schulungsressourcen für diese Zielgruppe sind in erster Linie wissenszentriert und zielen auf die Techniken der Insulintherapie (CSII und MDI), selbstständige Blutglukosemessung, den Umgang mit Hypoglykämien, ausgewogene Ernährung, auf die Kohlenhydratberechnung, Umgang mit dem Diabetes in der Schule, beim Sport und bei anderen Aktivitäten entsprechend den Empfehlungen der pädiatrischen Fachgesellschaften (DDG 2009, ISPAD 2009) ab. Die Insulinpumpenhersteller (CSII-) bieten kreative und altersgerechte Informationen zur Insulinpumpentherapie in Form von Bilderbüchern, Zeitschriften, webbasierten Videos und Broschüren an.

Mit Ausnahme von Deutschland, Frankreich und Luxemburg sind die verschiedenen Schulungsmaterialien und -mittel inhaltlich kaum aufeinander abgestimmt. Lediglich in Deutschland und Frankreich sind sie Bestandteil eines schriftlich formulierten Curriculums und stehen im Zusammenhang mit einem strukturierten Schulungsprogramm. Dort sind die Schulungsprogramme der Kinder, Jugendlichen und Eltern konzeptionell aufeinander abgestimmt.

Das deutschsprachige Behandlungs- und Schulungsprogramm für Kinder von sechs bis zwölf Jahren mit Typ-1-Diabetes (Abbildung 6) und ihre Eltern (Hürter et al. 2005, aktualisiert Lange et al. 2016) erfüllt inhaltlich und didaktisch-methodisch die Empfehlungen und Kriterien der deutschen S3 Leitlinie und besteht aus einem Ringbuch mit sechs Kapiteln. Der zehnjährige Junge "Jan" berichtet in Textform und ergänzenden Übungsvorschlägen über die Grundlagen des Diabetes, der Insulinbehandlung (Insulin, Spritze, Insulinpumpe, Insulindosis), Stoffwechselselbstkontrollen, Hypoglykämien und Ernährung. Zusätzlich bietet es Notfalltipps, Kohlenhydrat-Austauschtabellen, ein Behandlungstagebuch und einer ID-Karte. Das Programm schließt mit einem Wissenstest ab. Das Ziel dieser Programm- und Materialstruktur ist das Erlernen und selbstständige Umsetzen eines handlungsrelevanten Basiswissens in direkter Verknüpfung mit praktischen Fertigkeiten und Kompetenzen. Zum Schulungsprogramm wurde ein Leitfaden für Schulungskräfte konzipiert (Hürter et al. 2005). Das Curriculum ist methodisch und didaktisch darauf ausgerichtet, ab dem Zeitpunkt der Manifestation der Erkrankung eine eigenständige Typ-1-Diabetes-Behandlung im Alltag auf einer altersadäquaten kognitiven und körperlichen Entwicklungsebene zu fördern. Die Schulenden werden durch ein Seminar der Arbeitsgemeinschaft für Pädiatrische Diabetologie (AGPD e. V.) und der Kassenärztlichen Vereinigungen in das Schulungsprogramm eingeführt. Das Schulungsprogramm (Hürter et al. 2005) wurde im Jahr 2004 sowohl durch die Deutsche Diabetes Gesellschaft (DDG) als auch durch das Bundesversicherungsamt (BVA) zertifiziert. Die Finanzierung wird von allen deutschen gesetzlichen Krankenkassen übernommen. Das Schulungsprogramm wurde in Deutschland multizentrischen evaluiert. Es wurden Daten zur Akzeptanz und Wirksamkeit publiziert (Lange et al. 2001).

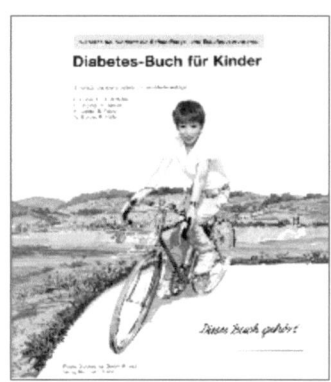

Abbildung 6: Beispiel für ein altersgerechtes Schulungsprogramm mit Schulungsbuch für 6-12jährige Kinder. (Deutschland, Hürter et al. 2005)

Die meisten der o.g. Schulungsunterlagen werden auch in dieser Zielgruppe von nationalen Diabetes-Organisationen, den Kostenträgern oder Unternehmen der Medizintechnologie oder Pharmazie für Familien kostenfrei zur Verfügung gestellt (DE, FR, GB, GR, IT, LUX, PL, SE, CZ).

Bedarf an Neu- und Weiterentwicklungen

Die pädiatrischen Teammitglieder berichten, dass vor allem die Möglichkeit fehlt, altersentsprechende Materialien und Mittel online abzurufen und zu aktualisieren. Weiterhin sollten Schulungskonzepte und einfache Materialien zur Prävention und Behandlung einer Diabetischen Ketoazidose (DKA) für diese Altersgruppe konzipiert werden.

5.3.3.5 Schulungsmaterialien für Jugendliche von 13 bis 18 Jahren

Alle befragten Behandlungszentren berichteten von der Nutzung diverser Schulungsmaterialien, -mittel und -medien in dieser Zielgruppe. Während die meisten Materialien für diese Altersgruppe und spezifische Patientenbedürfnisse entwickelt wurden (DE, FR, IT, GB, LUX, SE), richten sich andere Unterlagen und ergänzende Unterrichtsmittel an mehrere Zielgruppen gleichzeitig (GB, GR, PL, RU, SE, CZ), z. B. auch an Eltern und andere Betreuer.

Bei den genannten Unterlagen und andere Schulungsmitteln handelt es sich um Bücher, Broschüren, Prospekte, Videos, Journale, Websites, Spiele (Kartenspiele, Onlinespiele), die grundlegend, aber auch weiterführend über die Behandlung des Typ-1-Diabetes informieren. Sie variieren zwischen den Staaten erheblich hinsichtlich ihrer Struktur und Komplexität.

Aus Sicht der antwortenden Teams ist in dieser Altersgruppe neben der Wissensvermittlung eine komplexe Typ-1-Diabetesschulung erforderlich, die insbesondere in der Adoleszenz auf das zunehmende Selbstmanagement, emotionale Bewältigungsstrategien, individuelle Bedürfnisse, Konfliktbewältigung mit Gleichaltrigen und praktische Problemlösefähigkeiten der Patienten eingeht.

Nahezu alle Diabeteszentren gaben neben strukturierten Textbüchern zusätzlich altersbezogene Handbücher und Broschüren zur Vermittlung der Grundlagen der Diabetesbehandlung und Folgeschulungsthemen (Primary (Level 1) education „Survival Skills" und Secondary (Level 2) continuing educational curriculum) entsprechend der ISPAD-Richtlinie (Swift 2009) an. Dazu zählen die Physiologie des Diabetes, Grundlagen einer ausgewogenen Ernährung, das Erkennen und Behandeln von Hypo- und Hyperglykämien, Vermeiden einer Diabetischen Ketoazidose (DKA), Folgekomplikationen, die Behandlung im Krankheitsfall und die Insulinpumpentherapie. Alterstypische Themen, z. B. Sexualität oder Alkoholkonsum, werden in vielen Ländern in Form kurzer Broschüren angeboten. Für Nutzer von Insulinpumpen liegen spezielle Hefte, Folien, Broschüren und Arbeitsbücher in deutscher, englischer, französischer, griechischer, schwedischer und tschechischer Sprache vor.

In Griechenland, Polen, Rumänien und Tschechien sind zum Zeitpunkt der Befragung noch keine Unterlagen speziell für Jugendliche mit Typ-1-Diabetes entwickelt worden. Jugendliche werden mit den Schulungsmaterialien, -mitteln und -medien der Eltern (GR, PL, RU, CZ) oder für Schulungskräfte der Diabetesteams (GR) informiert.

In Tschechien wird die Nutzung der elterlichen Materialien ab dem fünfzehnten Lebensjahr empfohlen. Die Befragten des griechischen Diabeteszentrums gaben an, dass die Methodik und Didaktik der Schulungsunterlagen nicht für diese Altersgruppe angemessen sei.

Die polnischen, rumänischen und tschechischen Schulungsunterlagen, die primär an die Eltern gerichtet sind, haben überwiegend einen strukturierten Aufbau gemäß den pädiatrischen Schulungsleitlinien.

In Griechenland, Großbritannien und Italien bestehen die angegebenen Ressourcen aus verschiedenen Unterlagen und einer Vielzahl ergänzender Schulungsmittel und Medien. Einzelne Handbücher, Handzettel und Broschüren informieren jeweils über ein kurzes abgegrenztes Thema. Ein englisches Video beinhaltet Eingangs-, Folgeschulungsthemen und Erfahrungsberichte mit einem strukturierten Aufbau (Diabetes UK 2009). Englischsprachige Websites besitzen Informationscharakter, beinhalten Behandlungstipps und Erfahrungsberichte von Jugendlichen (www.nnuh.nhs.uk/media.asp) in Form von Blogs. Die englischen, griechischen und italienischen Materialien sind jedoch wenig strukturiert und inhaltlich kaum aufeinander abgestimmt.

Speziell für diese Zielgruppe umfassend entwickelten Materialien, die alle wesentlichen Themen leitlinienentsprechend und altersbezogen strukturiert behandeln, wurden von Deutschland, Frankreich, Luxemburg und Schweden angegeben. In Luxemburg wurde ein entsprechendes Schulungsheft für Jugendliche und deren Familien konzipiert.

Die Schulungsunterlagen sind in Deutschland und Frankreich evaluierte Elemente von jugendgemäßen national zertifizierten Schulungsprogrammen (l'AJD 2011, Lange et al. 2009). Die Curricula entsprechen den Leitlinienkriterien der ISPAD und der DDG. Daten zur wissenschaftlichen Evaluation und Publikation des französischen Schulungsprogramms konnten nicht identifiziert worden.

Mit Ausnahme von Deutschland und Frankreich fehlen in den teilnehmenden Ländern inhaltlich aufeinander abgestimmte Dokumente mit dem Einsatz entsprechender Curricula und qualifizierter Programme analog der evidenzbasierten Leitlinien (ISPAD und S3 Leitlinie). Die Schulungsprogramme für Kinder, Jugendliche und Eltern sind konzeptionell aufeinander abgestimmt.

Das deutsche Schulungsprogramm für Jugendliche (Lange et al. 2009) dient aus Sicht der befragten Gruppen als „best-practice"-Beispiel und setzt sich aus verschiedenen Lehrmodulen zusammen:

Heft 1: Diabetes Basics S. 1-167,
Heft 2: Insulintherapie für Profis S. 1-91,
Heft 3: Diabetes Specials S. 1-135,
Heft 4: Pumpentherapie S. 1-95.

Die insgesamt vier Arbeitshefte (Abbildung 7) mit einem zugehörigen didaktischen Leitfaden für Schulungskräfte vermitteln ein initiales Grundlagenwissen, Kompetenzen für eine intensivierte Insulintherapie, bearbeiten Themen wie Freizeit, Ernährung und Gewichtsregulation, Transition, Folgeerkrankungen, Reisen und einen Schulungsbaustein für die Insulinpumpentherapie entsprechend dem Folgeschulungscurriculum der ISPAD-und zusätzlicher Schulungsinhalte der S3-Leitlinie. Die Schulungssequenzen richten sich an Jugendliche von 13 bis 18 Jahre und schließen darüber hinaus folgende Schulungsziele ein: soziales Kompetenztraining, Selbstmanagement-Fähigkeiten, Aspekte der sozialen Integration und psychologische Ratschläge (Lange et al. 2009). Die Materialkosten, die Bestandteil eines qualifizierten Schulungskurses sind, werden in Deutschland durch die Krankenkassen erstattet.

Die Schulenden werden durch ein Seminar der Arbeitsgemeinschaft für Pädiatrische Diabetologie (AGPD e. V.) und der Kassenärztlichen Vereinigungen in das Schulungsprogramm eingeführt. Das Programm wurde auf nationaler Ebene multizentrisch evaluiert. Die Schulungselemente wurden hinsichtlich Akzeptanz und Effektivität untersucht. Die Ergebnisse wurden publiziert (Lange und Hürter 1998, Lange et al. 2004). Die Kosten für die Unterlagen werden durch die Kostenträger erstattet.

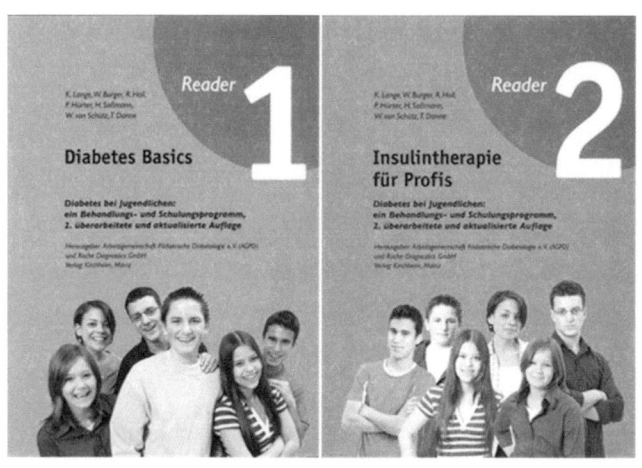
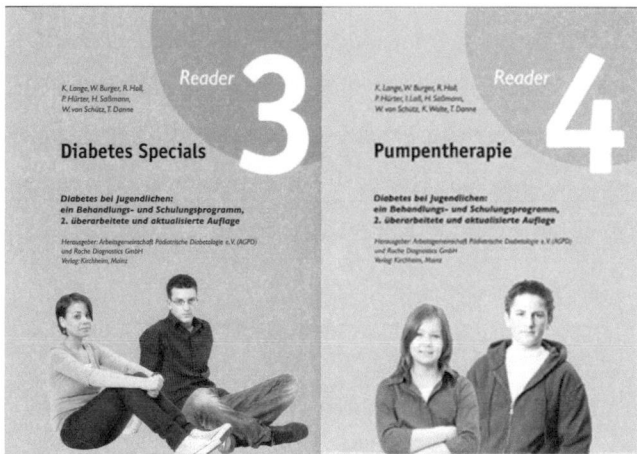

Abbildung 7: Altersgerechtes Schulungsprogramm mit Arbeitsheften (Hefte 1-4) für 13-18jährige Jugendliche (Deutschland, Lange et al. 2009)

Die weiteren europäischen Materialien und ergänzenden Mittel werden auch in dieser Alterskategorie zum großen Teil kostenfrei von Unternehmen der pharmazeutischen Industrie, den nationalen Diabetes-Vereinigungen (FR, GB, GR, IT, PL, SE, CZ) oder von den lokalen Diabetesteams (LUX, SE) angeboten.

Bedarf an Neu- und Weiterentwicklungen

Für diese Altersgruppe berichten die Befragten, dass in einigen Ländern vor allem qualifizierte Materialien und Mittel zur Schulung von Teenagern im Alter von zwölf bis sechzehn Jahren fehlen, Bücher über Insulinpumpentherapie, Multimediatools, Schulungscurricula zur Kohlenhydratberechnung und Ressourcen für Patienten mit Migrationshintergrund.

Tabelle 6 fasst die vorhandenen, vor allem aber auch noch nicht realisierten Schulungskonzepte für junge Patienten mit Typ-1-Diabetes unterschiedlichen Alters in den zehn erfassten Staaten der EU zusammen.

Land	zielgruppen-entsprechendes Material, je Altersgruppe nicht vorhanden(-)	schriftliche Curricula, je Altersgruppe nicht vorhanden(-)	evaluierte Materialien (e.), wissenschaftl. evaluiert (w.e.), je Altersgruppe nicht vorhanden (-)	zertifiziertes Programm (zer.), je Altersgruppe nicht vorhanden(-)
Deutschland	<5; 5-6; 7-9; 10-12; 13-18	5-6; 7-9; 10-12; 13-18	w.e. (6-18)	zer. (6-18)
Frankreich	<5; 5-6; 7-9; 10-12; 13-18	<5; 5-6; 7-9; 10-12;13-18	e. (5-18)	zer. (5-18)
Griechenland	<5; 5-6; 7-9; 10-12	-	-	-
Groß-britannie|	<5; 5-6; 7-9; 10-12; 13-18	-	-	-
Italien	<5; 5-6; 7-9; 10-12; 13-18	-	-	-
Luxemburg	<5; 5-6; 7-9; 10-12; 13-18	-	-	-
Polen	<5; 5-6; 7-9; 10-12	-	-	-
Rumänien	10-12; 13-18	-	-	-
Schweden	<5; 5-6; 7-9; 10-12; 13-18	-	-	-
Tschechien	<5; 5-6; 7-9; 10-12	-	-	-

Tabelle 6: Ergebnisse der Analyse von Schulungsmaterialien für Kinder und Jugendliche

5.3.3.6 Schulungsmaterialien für Eltern von Kindern und Jugendlichen mit Diabetes

In allen befragten Behandlungszentren werden verschiedene Schulungsmaterialien und -mittel angewendet, die sich speziell an Eltern von Kindern und Jugendlichen mit Typ-1-Diabetes richten. Dazu zählen hauptsächlich Bücher, verschiedene Hefte, kreative Broschüren, Prospekte, Journale, DVDs und Web-sites. Die Materialien und Schulungsmittel fokussieren auf grundlegende Informationen über Diabetes von Beginn der Erkrankung an.

Mit Ausnahme von Deutschland und Frankreich werden Eltern Schulungsmaterialien angeboten, die auch Kinder (GR, IT, LUX), Jugendliche (GR, LUX, RU, PL, SE, CZ) sowie Mitarbeiter des pädiatrischen Diabetes-Teams (GR, SE) verwenden.

Altersspezifische Themen bezüglich der Behandlung und Betreuung der Kinder, zu Erziehungs- und Entwicklungsaufgaben und psychosoziale Aspekte sollten in strukturierten Familienschulungen angeboten werden. Begleitend sollten dafür geeignete Schulungsmaterialien bereitstehen (Holterhus et al. 2009, Swift 2009). In wenigen der analysierten Unterlagen werden einige dieser Themen (DE, FR, PL, SE, CZ) adressiert.

Umfassende Materialien, die strukturiert und leitliniengerecht aufgebaut sind, werden in Deutschland, Frankreich, Griechenland, Italien, Polen, Schweden, Tschechien zur Elternschulung eingesetzt. Sie sind in den Diabeteszentren kostenlos erhältlich oder können in Buchhandlungen käuflich erworben werden.

Ein schwedisches Diabeteszentrum stellt für jede Familie, in der ein Kind an Typ-1-Diabetes erkrankt, individuelle Schulungsunterlagen unmittelbar nach Diagnosestellung zusammen. In Großbritannien nutzen die Eltern vorwiegend die weniger strukturierten Schulungsmaterialien und Schulungsmittel der Jugendlichen.

In zwei Ländern (DE, FR) gibt es altersspezifische Materialien für die Eltern von Kinder und Jugendlichen mit Typ-1-Diabetes als evaluierte und zertifizierte Bestandteile strukturierter Schulungsprogramme für Eltern (Hürter et al.2011, l'AJD 2010). Die Programme enthalten auch Module zur Insulinpumpentherapie. Die Programme für die Eltern sind konzeptionell mit denen für Kinder und Jugendliche abgestimmt. Mit Ausnahme dieser beiden Länder fehlen in den anderen teilnehmenden europäischen Ländern inhaltlich aufeinander abgestimmte Programme und Curricula für Eltern entsprechend der evidenzbasierten Leitlinien (ISPAD und S3 Leitlinie DDG).

In Deutschland ist für Eltern ein strukturiertes Behandlungs- und Schulungsprogramm mit einem Trainingskurs vorhanden (Hürter et al. 2011). Das umfangreiche Textbuch ist ein medizinischer und psychologischer Ratgeber und dient als ein strukturiertes schriftliches Curriculum für einen 30-stündigen Trainingskurs ab Diabetesdiagnose bei einem Kind. Das Schulungskonzept geht auf jede Entwicklungsstufe von Kindern und Jugendlichen ein (Abbildung 8).

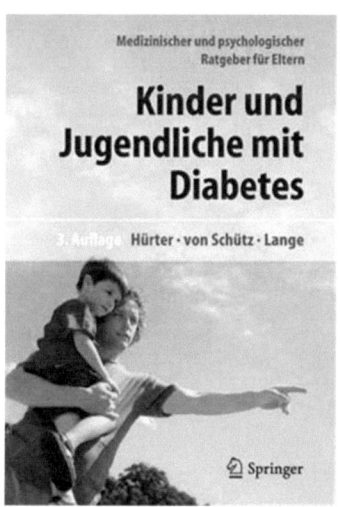

Abbildung 8: Eltern-Schulungsbuch für Eltern von Kindern und Jugendlichen mit Diabetes. (Deutschland, Hürter et al. 2011, aktualisiert 2016)

Zum Elternschulungsprogramm wurden Daten aus einer multizentrischen Studie zur Therapiezufriedenheit, zum Wissen über Typ-1-Diabetes und zum Wohlbefindens der Eltern sowie zum HbA1c und zur Lebensqualität der Kinder (Lange et al. 2011) publiziert. In der nachstehenden Tabelle 7 sind die umfassenden Schulungsdokumente für Eltern in Europa zusammengestellt.

Land	Beschreibung des Schulungsmaterials
Deutschland	Hürter P, von Schütz W, Lange K. Kinder und Jugendliche mit Diabetes. Medizinischer und psychologischer Ratgeber für Eltern. Aktuell 4. vollst. überarb. Aufl.: Springer, Berlin Heidelberg New York; 2016. Das Textbuch ist ein medizinischer und psychologischer Ratgeber für die Eltern und dient ebenfalls als Curriculum für einen 30-stündigen Trainingskurs ab dem Zeitpunkt der Diagnosestellung. Das strukturierte Behandlung- und Schulungsprogramm mit einem schriftlichen Curriculum wurde national zertifiziert. Die Daten der Evaluation sind in einem wissenschaftlichen Journal publiziert. (Lange et al. 2011)
Frankreich	Les DOSSIERS de l'AJD ist ein Ratgeberbuch für Kinder (<5 Jahre, 5-18 Jahre) und deren Eltern und eine umfangreiche Website mit dem Ziel, den Diabetes mit seinen Alltagsanforderungen altersgerecht und dem Entwicklungsstand des Kindes entsprechend zu bewältigen (http://www.ajd-educ.org). Es basiert auf einem strukturierten schriftlichen Curriculum und einem strukturierten didaktisch-pädagogischen Prinzip (l'AJD 2011).
Griechenland	Gika H, Thymelli I. Νεανικός Διαβήτης. Ποιος είναι αυτός ο νέος συγκάτοικος της ζωής μου. Diabetes in der Jugend. Wer ist dieser neue Mitbewohner in meinem Leben?. AGIRA, Athen.2005. ΕΛΙΝΑ Γ. ΓΚΙΚΑ • ΙΩΑΝΝΑ ΘΥΜΕΛΛΗ Νεανικός Διαβήτης Ποιος είναι αυτός ο νέος συγκάτοικος της ζωής μου; Gerasimidi-Vazeou, A, et al. Οδηγός διατροφής για τη ρύθμιση του διαβήτη (Ernährungshandbuch bei Diabetes). Anathesis Creative Publications. Athens 2008. und www.ede.gr/public/.
Großbritannien	Cook E. (Hrg.) Tots to teens – A parent's complete guide to diabetes. (Vom Kleinkind zum Teenager- Ein umfassender Diabetes-Ratgeber für Eltern. Diabetes UK. London, 2009. Desweiteren Broschüren, Videos ("Type 1 diabetes: journey of a life time") und Information über Diabetes unter www.diabetes.org.uk.

Land	Beschreibung des Schulungsmaterials
Italien	 In Italien werden einige Broschüren und Hefte angeboten, die von einzelnen pädiatrischen Diabetes-Zentren für Eltern entwickelt wurden, z. B. Il Diabete per i bambini dai sei agli undici anni. (Für Kinder mit Diabetes im Alter von Sechs bis Elf.) - Centro di Riferimento Regionale per la Diabetologia Pediatrica, Università e USSL 20 di Verona.)
Luxemburg	 Association Luxembourgeoise du Diabéte (Hrsg.) Die Behandlung meines Diabetes. (3 Hefte). Association Luxembourgeoise du Diabéte, Luxemburg. 2012. Die Hefte richten sich an Kinder und ihre Eltern in den Alterskategorien 2 bis 6 Jahre, 7 bis 12 Jahre und 13 bis 18 Jahre in französischer und deutscher Sprache. (www.ald.lu) Das Material bietet in altersgerechter Weise Basiswissen über die Krankheit und Behandlung von Typ-1-Diabetes mit Bildern und einigen Fragebögen an.
Polen	Noczyńska A. Wiadomości o cukrzycy typu 1. (Neues über Typ-1-Diabetes.) Almamedia press, Opole.2010. Noczyńska A. Edukacja w cukrzycy typu 1. (Schulung Typ-1-Diabetes.). Via Medica. Gdansk. 2009.

Land	Beschreibung des Schulungsmaterials
	Lipka M, Szypowska A, Trippenbach-Dulska H, Procner-Czaplińska M. Mam cukrzycę typu 1. Poradnik dla pacjenta i jego rodziny. (Ich habe Typ-1-Diabetes. Handbuch für Patienten und ihre Familien.) Hanas R. Cukrzyca typu 1 u dzieci młodzieży I dorosłych. (Type-1-Diabetes in Children, Adolescents and Adults: How to Become an Expert on Your Own Diabetes). Class Publishing. London. 2008.
Portugal	Dr. Cristina Valadas
Rumänien	Serban V. Diabetul zaharat tip 1 al copilului si tanarului. Ghid Practic (Typ-1-Diabetes als Kind und Jugendlicher. Ein praktisches Handbuch. Brumar, Timisoara. 2007.
Schweden	Hanas R. Type 1 Diabetes in Children, Adolescents and Young Adults: How to Become an Expert on Your Own Diabetes. („Typ-1-Diabetes als Kind, Jugendlicher und junger Erwachsener. Experte des eigenen Diabetes."), 5. Auflage. Class Publishing. London 2012. Das Lehrbuch erklärt strukturiert die Grundlagen und zusätzliche Themen und bietet praktische Checklisten zum Typ-1-Diabetes: Regulierung des Blutglukose, die Behandlung von Hypoglykämien, Insulintherapie, ausgewogene Ernährung, Bewegung, Krankheit, Reisen und diverse Themen mehr.

Land	Beschreibung des Schulungsmaterials
	Dahlqvist G. Diabetes hos barn och unga. [Diabetes in children and adolescents.] Bauer bok, Växjö. Gothia.2008
Tschechien	Lebl. J et al. Abeceda diabetu (ABC des Diabetes), 3. Auflage. Maxdorf Editor. Prag.2008. Das Textbuch beinhaltet eine umfassende Basisschulung für Eltern und Jugendliche mit Typ-1-Diabetes. Lebl J, Burgerová R. Velká diaknížka o jídle (Das große Buch über Essen mit Diabetes). 4. Auflage. Foundation "Children with Diabetes.2009.
Ungarn	Prof. Laszlo Madacsy

Tabelle 7: Umfassendes Schulungsmaterial für Eltern von Kindern mit Typ-1- Diabetes in verschiedenen europäischen Sprachen

Weiterhin bieten Unternehmen der pharmazeutischen Industrie und nationale Diabetes Vereinigungen diverse Informationsmaterialien zu gesunder Ernährung, Kohlenhydratberechnung, Kochen, Anpassung der Insulintherapie, Hypoglykämie, DKA (Diabetische Ketoazidose) sowie über viele weitere Aspekte der Diabetesbehandlung im Alltag meistens unentgeltlich an (DE, FR, GB, GR, IT, LUX, PL, SE).

Bedarf an Neu- und Weiterentwicklungen

Die befragten Teammitglieder gaben für die Zielgruppe der Eltern an, dass vor allem strukturierte Materialien und Mittel zur Schulung von Eltern sehr junger Kinder, für Eltern mit Migrationshintergrund und Schulungscurricula zur Kohlenhydratberechnung entwickelt werden sollten. Außerdem wurde mehrfach eine kurze Empfehlung zur Behandlung einer Diabetischen Ketoazidose (DKA) gewünscht.

Tabelle 8 stellt die vorhandenen, vor allem aber auch die noch nicht realisierten Schulungskonzepte für Eltern von Kindern mit Typ-1-Diabetes in den zehn befragten Staaten der EU zusammen.

Land	zielgruppen-entsprechendes Material, je Altersgruppe nicht vorhanden(-)	schriftliche Curricula, je Altersgruppe nicht vorhanden(-)	evaluierte Materialien (e.), wissenschaftl. evaluiert (w.e.), je Altersgruppe nicht vorhanden (-)	zertifiziertes Programm (zer.), je Altersgruppe nicht vorhanden(-)
Deutschland	<5; 5-6; 7-9; 10-12; 13-18	5-6; 7-9; 10-12; 13-18	w.e. (<5-14)	zer. (<5-14)
Frankreich	<5; 5-6; 7-9; 10-12; 13-18	<5; 5-6; 7-9; 10-12; 13-18	e. (<5-14)	zer. (5-14)
Griechen-land	<5; 5-6; 7-9; 10-12;13-18	-	-	-
Großbritan-nien	<5; 5-6; 7-9; 10-12; 13-18	-	-	-
Italien	<5; 5-6; 7-9; 10-12; 13-18	-	-	-
Luxemburg	<5; 5-6; 7-9; 10-12; 13-18	-	-	-
Polen	<5; 5-6; 7-9; 10-12;13-18	-	-	-
Rumänien	10-12; 13-18	-	-	-
Schweden	<5; 5-6; 7-9; 10-12; 13-18	-	-	-
Tschechien	<5; 5-6; 7-9; 10-12; 13-18	-	-	-

Tabelle 8: Ergebnis der Analyse der Schulungsmaterialien für Eltern

5.3.3.6.1 Schulungsmaterialien für andere primäre Bezugspersonen und Betreuer von Kindern und Jugendlichen mit Diabetes

Mit Ausnahme des italienischen Zentrums berichteten alle antwortenden Teams über Schulungsmaterialien und Schulungsmittel speziell für andere primäre Bezugspersonen von Kindern mit Typ-1-Diabetes, wie zum Beispiel Großeltern oder Geschwister. Dazu zählen Bücher, Hefte, Broschüren, Prospekte, Handouts und DVDs.

In den meisten Fällen (DE, FR, GB, GR, LUX, PL, RU, SE, CZ) nutzt diese Zielgruppe die gleichen Materialien und Schulungsmittel wie die jungen Patienten oder deren Eltern, Erzieher oder Lehrer. Geschwister werden oft eingeladen, an den Initialschulungen ihrer Schwestern oder Brüder mit Typ-1-Diabetes teilzunehmen. Andere Familienmitglieder werden im Rahmen der Patientenschulungen (RU) oder Elternschulungskurse (DE) unterrichtet.

Die Mitarbeiter des Diabeteszentrums in Italien berichten, dass für diese Zielgruppe keine Schulungsunterlagen vorhanden seien. In Großbritannien wurden zusätzlich für Angehörige und Freunde verschiedene Handouts und Broschüren entwickelt, die die wichtigsten Themen zur Erkrankung, die Ernährung und die richtige Hilfe bei akuten Komplikationen vermitteln. Sie weisen jedoch auch darauf hin, die Eltern oder Schulungskräfte der Kinder anzusprechen, wenn ausführlichere und weiterführende Informationen gewünscht werden.

In Deutschland werden weiteren Betreuern der Kinder die Materialien (Schulungsbücher) der Eltern und – bei Interesse – auch die Teilnahme an einer strukturierten Schulung angeboten.

Trotz der Verfügbarkeit der vielfältigen Informationsmaterialien für Angehörige oder andere Bezugspersonen von Kindern oder Jugendlichen mit

Diabetes fehlen oftmals inhaltlich aufeinander abgestimmte Dokumente und Curricula. Lediglich in Deutschland und Frankreich existieren strukturierte, dem Alter und Entwicklungsstand der jungen Patienten entsprechende Gesamtprogramme, wie sie von den pädiatrischen Fachgesellschaften empfohlen werden.

In Frankreich wurde von der Organisation l'AJD ein Curriculum speziell für Großeltern von Kindern bis zwölf Jahre als Bestandteil eines strukturierten und national qualifizierten Schulungsprogramms entwickelt (l'AJD 2011).

Die Materialien und ergänzenden Mittel werden auch für diese Zielgruppe zum großen Teil kostenfrei von Unternehmen der pharmazeutischen Industrie, Technologieanbietern, nationalen Diabetes-Vereinigungen (FR, GB, GR, IT, PL, SE, CZ) oder lokalen Diabetesteams (LUX, SE) angeboten.

Bedarf an Neu- und Weiterentwicklungen

Für diese Zielgruppe sahen die Befragten vor allem einen Bedarf an kompakten Unterlagen, die sich auf die besonderen Bedürfnisse von Geschwistern, Großeltern oder anderen Bezugspersonen beziehen.

Tabelle 9 fasst die bereits vorhandenen, vor allem aber auch noch nicht realisierten Schulungskonzepte für Geschwister und andere Bezugspersonen von Kindern mit Typ-1-Diabetes in den zehn befragten Staaten der EU zusammen.

Land	zielgruppen-entsprechendes Material, je Altersgruppe nicht vorhanden(-)	schriftliche Curricula, je Altersgruppe nicht vorhanden(-)	evaluierte Materialien (e.), wissenschaftl. evaluiert (w.e.), je Altersgruppe nicht vorhanden (-)	zertifiziertes Programm (zer.), je Altersgruppe nicht vorhanden(-)
Deutschland	<5; 5-6; 7-9; 10-12; 13-18	5-6; 7-9; 10-12; 13-18	-	-
Frankreich	<5; 5-6; 7-9; 10-12; 13-18	<5; 5-6; 7-9; 10-12;13-18	e. (<5-12)	-
Griechen-land	<5; 5-6; 7-9; 10-12;13-18	-	-	-
Großbritan-nien	<5; 5-6; 7-9; 10-12; 13-18	-	-	-
Italien	-	-	-	-
Luxemburg	<5; 5-6; 7-9; 10-12; 13-18	-	-	-
Polen	<5; 5-6; 7-9; 10-12; 13-18	-	-	-
Rumänien	<5; 5-6; 7-9; 10-12; 13-18	-	-	-
Schweden	<5; 5-6; 7-9; 10-12; 13-18	-	-	-
Tschechien	<5; 5-6; 7-9; 10-12; 13-18	-	-	-

Tabelle 9: Ergebnisse der Analyse von Schulungsmaterialien für andere primäre Bezugspersonen

5.3.3.6.2 Schulungsmaterialien für Mitglieder pädiarischer Diabetesteams

Qualifizierte Schulungsangebote für Kinder, Jugendliche und Eltern sollten von einem multiprofessionellen Diabetesteam angeboten werden. Die Teammitglieder benötigen dafür entsprechende fachliche und pädagogisch fundierte Kenntnisse, die sie durch eine angemessene Ausbildung erhalten können (Holterhus et al. 2009, Swift 2009, Lange et a. 2014; Neu et al. 2016).

Alle an der Umfrage beteiligten Behandlungszentren berichteten über spezifische Schulungsunterlagen für Schulungskräfte in der pädiatrischen Diabetologie. Dazu zählen in erster Linie Fachbücher, DVDs, Hefte, Journale, Schulungsgegenstände und Websites von Diabetesorganisationen. Mit Ausnahme der Teams aus Italien und Luxemburg gaben alle Befragten thematisch strukturierte Lehrbücher für Schulungskräfte von Kindern und Jugendlichen mit Diabetes an.

In einigen Ländern (FR, DE, GR, PL, SE) werden Materialien verwendet, die zum Teil auch von den Eltern (s. Abschnitt 5.4.3.6.) genutzt werden. In Luxemburg werden keine landeseigenen Schulungsmaterialien verwendet. Die luxemburgischen Schulungskräfte benutzen für alle Alters- und Zielgruppen die Lehr- und Unterrichtsmaterialien der benachbarten Ländern Belgien, Deutschland und Frankreich. Die italienischen Mitarbeiter gaben Fachbücher an, die gleichzeitig als Curriculum zu verstehen sind. Die in Italien und Luxemburg genutzten Unterlagen sind aufgrund der begrenzten Angaben inhaltlich nicht beurteilbar.

In Griechenland beinhalten die Fachbücher kein spezielles Wissen über Kinder und Jugendliche mit Diabetes. Sie vermitteln allgemeines Fachwissen zum Diabetes mellitus, jedoch nicht speziell zum Diabetes im Kindes- und Jugendalter. Zusätzlich wird hier zum Teil ein altersentsprechendes englischsprachiges Lehrbuch zur Schulung eingesetzt (Hanas 2012).

In Deutschland und Tschechien sind umfangreiche Fachbücher in der jeweiligen Landessprache mit wissenschaftlichem Hintergrund zur Pathogenese, Diagnose und Behandlung des Typ-1-Diabetes bei Kindern und Jugendlichen und bei Erwachsenen verfügbar (Hürter et al.2005, Perusicová et al. 2007, aktuell Danne et al. 2016).

Darüber hinaus beziehen sich alle befragten Länder auf die empfohlenen Curricula, die unter anderem in den klinischen Leitlinien der ISPAD für eine pädiatrische Diabetesschulung veröffentlicht wurden (Swift 2009). Entgegen dieser Empfehlungen für die Schulung des diabetologischen Fachpersonals gibt es nur wenige Materialien, Instruktionen oder didaktisch-methodische Curricula hinsichtlich des Schulungsprozesses. Dazu zählen etablierte Unterlagen zu Didaktik, Schulungspraxis und psychosoziale Betreuung der Zielgruppen durch die Schulungskräfte.

Strukturierte, altersgerechte und zielgruppendefinierte Curricula für Schulungskräfte als Bestandteil eines qualifizierten Schulungsprogramms werden in zwei Ländern (DE, FR) angeboten. Die deutschen und französischen Schulungsprogramme für Kinder, Jugendliche und Eltern und die dazugehörigen Schulungsleitfäden der Mitarbeiter sind konzeptionell aufeinander abgestimmt. Die Leitfäden für die Kinder- und Jugendlichenprogramme werden in Kombination mit dem jeweiligen Schulungsprogramm angeboten (Hürter et al. 2005, Lange et al. 2009). In Frankreich wurden strukturierte Schulungsleitfäden für diabetologische Schulungskräfte angegeben, die für mehrere Altersgruppen (5-6 Jahre, 7 bis 8 Jahre, 9 bis 10 Jahre, 11 bis 12 Jahre, 13 bis 14 Jahre, 15 bis 18 Jahre) sowie für die von Eltern (<5-14 Jahre, Eltern von Insulinpumpenpatienten) und Großeltern (<5-12 Jahre) entwickelt wurden.

Mit Ausnahme dieser zwei Länder fehlen in den anderen befragten Ländern inhaltlich aufeinander abgestimmte Dokumente und Curricula.

Ein umfassendes Lehrbuch wird in Deutschland, Griechenland, Großbritannien, Rumänien und Schweden in englischer Sprache und in Polen in der Landessprache zu Schulungszwecken eingesetzt (Hanas 2012). Das Schulungsbuch mit wissenschaftlichen Grundlagen richtet sich als Fachbuch an Mitglieder von Diabetesteams in Griechenland, Großbritannien, Polen, Rumänien und Schweden. Es wird auch für Jugendliche (PL, SE) Eltern, Familien (DE, PL, SE) und auch für andere Bezugspersonen von jungen Menschen (SE) verwendet, die in die Behandlung des Typ-1-Diabetes eingebunden sind. Das Lehrbuch bearbeitet thematisch aufeinander aufbauend Initial- und Folgeschulungsthemen entsprechend der internationalen und nationalen Leitlinien (ISPAD, DDG). Der strukturierte Inhalt adressiert die Grundlagen der Erkrankung, die Regulierung des Blutzuckers, die Insulin-Behandlung, Insulinpumpentherapie, gesunde Ernährung, die Behandlung von Hypoglykämien Bewegung, Krankheit, Rauchen, Alkohol und Reisen. Außerdem werden soziale Themen und Hilfen sowie psychosoziale Aspekte im Zusammenhang mit der Erkrankung und ihrem erfolgreichen Management angesprochen (Abbildung 9).

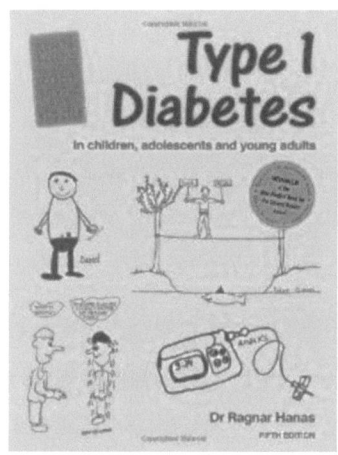

Abbildung 9: Fachbuch für Schulungskräfte von Kindern und Jugendlichen mit Diabetes. (verschiedene Länder, Hanas 2012)

Es wurden keine Angaben gefunden, ob das strukturierte Schulungsbuch mit einem schriftlichen Schulungscurriculum ein implementierter Bestandteil eines zertifizierten Schulungsprogramms ist.

Für die Mehrheit der Mitglieder der pädiatrischen Diabetesteams in den befragten Ländern gibt es keine Möglichkeiten einer standardisierten Aus- und Weiterbildungsmöglichkeiten in der Diabetesschulung der Pädiatrie.

In Polen werden den Krankenschwestern und -pflegern Kurse in Diabetologie und dazugehörige Materialien vom Polnischen Diabetologischen Schulungsverband (Polska Federacja Edukacji wDiabetologii) angeboten (www.pfed.org.pl.).

In Deutschland werden entsprechende qualifizierte Materialien, Curricula und Kurse speziell für Schulungskräfte in der pädiatrischen Diabetologie angegeben. Deutschland ist das einzige Land mit verfügbaren national zertifizierten Trainingskursen zur Spezialisierung und Weiterbildung der Mitarbeiter in der pädiatrischen Diabetologie.

Die Anerkennung des „Diabetologen DDG" setzt zum Beispiel neben der ärztlichen praktischen Tätigkeit in pädiatrischer Diabetologie einen 80-stündigen Kurs „Klinische Diabetologie DDG" bei der Deutschen Diabetes-Gesellschaft voraus. Die strukturierte Weiterbildung umfasst mindestens vier weitere Tage mit je acht Unterrichtsstunden mit den Themen „Kommunikation" und „psychologische Aspekte" in Bezug auf Arzt-Patienten-Kontakt im Rahmen der Schulung von Kindern und Jugendlichen mit Typ-1-Diabetes und zur Schulung ihrer Eltern.

Weiterhin bietet die Deutsche Diabetes-Gesellschaft verschiedene Kurse und Weiterbildungen für alle Mitarbeiter pädiatrischer Diabetes-Teams an. Sie beinhalten die Vermittlung eines komplexen Fachwissens, Fähigkeiten und Kompetenzen, die benötigt werden, um die akkreditierten Schulungsprogramme adäquat anwenden und um jede Altersgruppe entsprechend ihres Entwicklungsstandes schulen und begleiten zu können. Sie sind durch die Deutsche Diabetes -Gesellschaft (DDG 2011) sowie das Bundesversicherungsamt (BVA) national zertifiziert.

Bedarf an Neu- und Weiterentwicklungen

In vielen europäischen Staaten gibt es nach Angabe der Teammitglieder keine qualifizierten und strukturierten Ausbildungscurricula, vor allem für die nicht-ärztlichen Teammitglieder. Die unbefriedigende Ausbildungssituation wurde im Workpackage 4 des EU-Projekts differenziert analysiert und in einer Übersicht dargestellt (Waldron et al. 2012). Aber auch bei qualifiziert ausgebildeten Teammitgliedern, z. B. Diabetesberatern, Diätassistenten, ist die Finanzierung ihrer Leistungen im Kontext stationärer, vor allem aber der ambulanten Langzeittherapie nicht geklärt oder unzureichend.

Weiterhin wird ein Mangel an strukturierten Lehrbüchern, Lehrangeboten und national zertifizierte Aus- und Weiterbildungsmöglichkeiten benannt, der dringend behoben werden sollte. Insbesondere besteht großer Bedarf an Qualifizierungsmöglichkeiten zur Behandlung und Schulung sehr junger Kinder und ihrer Eltern. Tabelle 10 fasst noch einmal den Stand der Schulungsmaterialien für Diabetesteams in den zehn an der Befragung beteiligten Staaten zusammen.

Land	zielgruppen-entsprechendes Material, je Altersgruppe nicht vorhanden(-)	schriftliche Curricula, je Altersgruppe nicht vorhanden(-)	evaluierte Materialien (e.), wissenschaftl. evaluiert (w.e.), je Altersgruppe nicht vorhanden (-)	zertifiziertes Programm (zer.), je Altersgruppe nicht vorhanden(-)
Deutschland	<5; 5-6; 7-9; 10-12; 13-18	<5; 5-6; 7-9; 10-12; 13-18	w.e. (<5-18)	zer. (<5-14)
Frankreich	<5; 5-6; 7-9; 10-12; 13-18	<5; 5-6; 7-9; 10-12;13-18	e. (<5-18)	
Griechen land	<5; 5-6; 7-9; 10-12; 13-18	-	-	-
Großbritannien	<5; 5-6; 7-9; 10-12; 13-18	-	-	-
Italien	<5; 5-6;7-9; 10-12; 13-18	<5; 5-6; 7-9; 10-12; 13-18	-	-
Luxemburg	<5; 5-6; 7-9; 10-12; 13-18	-	-	-
Polen	<5; 5-6; 7-9; 10-12; 13-18	-	-	-
Rumänien	<5; 5-6; 7-9; 10-12; 13-18	-	-	-
Schweden	<5; 5-6; 7-9; 10-12; 13-18	-	-	-
Tschechien	<5; 5-6; 7-9; 10-12; 13-18	-	-	-

Tabelle 10: Ergebnisse der Analyse von Schulungsmaterialien für Mitglieder von Diabetesteams

5.3.3.7 Schulungsmaterialien für Betreuer von Kindern und Jugendlichen mit Diabetes in Kindertagesstätten und Schulen

In neun der befragten europäischen Länder gibt es speziell an diese Zielgruppe gerichtete Schulungsmaterialien für Kindergärten und Schulen. Dazu zählen Hefte, Broschüren, Informationsblätter und DVDs. Die Mitarbeiter des rumänischen Zentrums gaben an, dass für Erzieher und Lehrkräfte keine Materialien zur Verfügung stehen.

Die deutsche pädiatrische Leitlinie empfiehlt ein Schulungsangebot speziell für Mitarbeiter von Kindergärten und Schulen (Holterhus et al. 2009). Das Schulungsziel konzentriert sich in allen Ländern hauptsächlich darauf, erforderliches Basiswissen hinsichtlich der Betreuung und Versorgung von Kindern und Jugendlichen mit Diabetes zu vermitteln. Inhaltlich orientieren sie sich an grundlegende praxisorientierte Informationen über die Diabeteserkrankung zum Diagnosezeitpunkt, gefolgt von Therapiemaßnahmen und Behandlungstipps für akute Komplikationen und für Notfallsituationen.

Der Inhalt der einzelnen Informationsmaterialien hängt unter anderem von den jeweiligen versicherungsrechtlichen Bedingungen hinsichtlich der Diabetes-Behandlung in Schulen und Kindergärten der jeweiligen Länder ab. In Schweden setzt das Unterrichten von Kindern und Jugendlichen mit Diabetes eine Schulung der Erzieher und Lehrer voraus (Artberg 2007).

In Frankreich und Schweden werden Erziehern und Lehrkräften die dem Alter des jeweiligen Kindes altersentsprechenden Materialien für Eltern (FR, SE) und Schulungskräfte (FR) angeboten. In Schweden sind diese vom Diabeteszentrum entwickelt wurden.

In Deutschland, Frankreich, Griechenland, Großbritannien, Italien, Polen und Tschechien sind altersadäquate Materialien und Unterrichtsmittel speziell für Kindergärten (DE, FR, GB, PL) oder Schulen (DE, FR, GB,

GR, IT, PL, CZ) konzipiert worden. In Griechenland und Italien verwenden die Mitarbeiter der Kindergärten das vorwiegend an Lehrer gerichtete Schulungsmaterial.

Zum Zeitpunkt der Datenerhebung waren in Luxemburg altersadäquate Schulungshefte auf Französisch speziell für diese Zielgruppe im Druck.

In Italien steht den Lehrern ein didaktischer Leitfaden für den Umgang mit Kindern mit Diabetes in der Schule zur Verfügung. Die CD-ROM „Schule und Diabetes" wird von der Gesellschaft für Pädiatrische Endokrinologie und Diabetes (SIEDP) angeboten. Das italienische Zentrum gab an, auch Unterlagen in anderen Sprachen zu verwenden.

Qualifizierte Materialien mit entsprechenden Curricula als Bestandteil zertifizierter Programme wurden für Betreuer in Kindergärten, Schulen oder Kindertagesstätten in keinem Land benannt. Demzufolge gibt es keine publizierten Daten bezüglich der Akzeptanz oder Wirksamkeit dieser Schulungsmaterialien und -mittel.

In Deutschland wurden von der Arbeitsgemeinschaft für pädiatrische Diabetologie (AGPD) eine DVD und eine Broschüre entwickelt (Abb. 10). Die DVD enthält sowohl Fallbeispiele von jungen Schulkindern mit Diabetes als auch Informationen über rechtliche Grundlagen der Diabetes-Behandlung in Schulen und Erfahrungsberichte von Lehrer. Die DVD hat darüber hinaus eine Lektion über Diabetes in der Grundschule sowie in der weiterführenden Schule zum Inhalt (AGPD 2011).

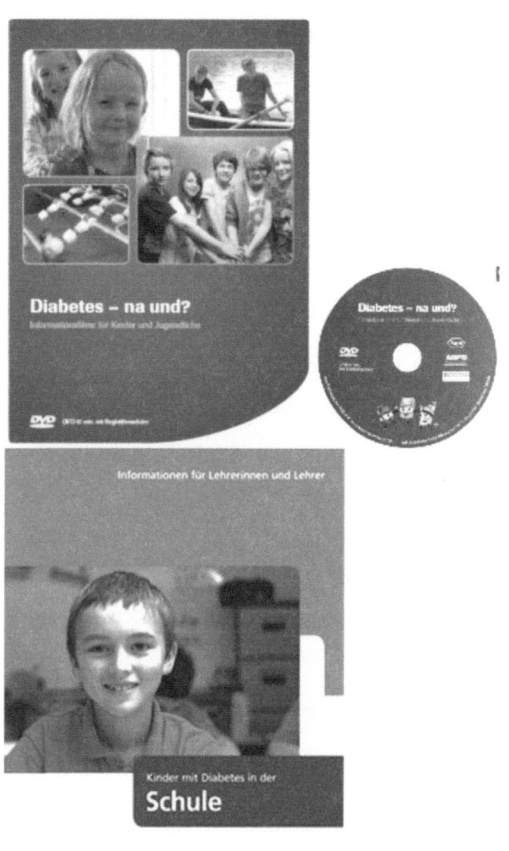

Abbildung 10: Zwei Beispiele für altersentsprechende Schulungsunterlagen (DVD, Broschüre) für Lehrer und Klassenkameraden von 6-12 jährigen Patienten. (Deutschland, AGPD 2011).

Eine dazugehörige Broschüre vermittelt dieser Zielgruppe strukturiert und dem Alter der betreuten Kinder entsprechend die relevanten Grundlagen des Diabetes, die Therapienotwendigkeit, Informationen zu Notfallsituationen (z. B. Hypoglykämie) und die daraus resultierenden Anforderungen an Lehrer, die ein Kind mit Typ-1-Diabetes unterrichten (AGPD 2011).

Die meisten Schulungsmittel werden von Unternehmen der pharmazeutischen Industrie oder den nationalen Diabetes-Vereinigungen kostenfrei für

Eltern, interessierte Betreuer und Lehrkräfte angeboten (CZ, FR, DE, GR, LUX, IT, PL, SE, GB).

Bedarf an Neu- und Weiterentwicklungen

Die Mitglieder der zehn Diabetesteams gaben an, dass für Betreuer in Schulen und Kindertageseinrichtungen vor allem strukturierte Schulungsmaterialien benötigt werden, die den Umgang mit neuen Technologien der Diabetestherapie anschaulich erklären, damit Kinder dabei angemessen unterstützt werden können.

Tabelle 11 fasst die bereits vorhandenen, vor allem aber auch noch nicht realisierten Schulungskonzepte für Lehrkräfte und Erzieher von Kindern mit Typ-1-Diabetes in den zehn befragten Staaten der EU zusammen.

Land	zielgruppen-entsprechendes Material, je Altersgruppe nicht vorhanden(-)	schriftliche Curricula, je Altersgruppe nicht vorhanden(-)	evaluierte Materialien (e.), wissenschaftl. evaluiert (w.e.), je Altersgruppe nicht vorhanden (-)	zertifiziertes Programm (zer.), je Altersgruppe nicht vorhanden(-)
Deutschland	<5; 5-6; 7-9; 10-12	-	-	-
Frankreich	<5; 5-6; 7-9; 10-12; 13-18	-	-	-
Griechenland	5-6; 7-9; 10-12; 13-18	-	-	-
Großbritannien	<5; 5-6; 7-9; 10-12; 13-18	-	-	-
Italien	-	-	-	-
Luxemburg	<5; 5-6; 7-9; 10-12; 13-18	-	-	-
Polen	<5; 5-6; 7-9; 10-12	-	-	-
Rumänien	<5; 5-6; 7-9; 10-12; 13-18	-	-	-
Schweden	<5; 5-6; 7-9; 10-12; 13-18	-	-	-
Tschechien	<5; 5-6; 7-9; 10-12	-	-	-

Tabelle 11: Schulungsmaterialien für Betreuer von Kindern mit Diabetes in Kindertagesstätten und Schulen

5.3.3.8 Weitere hilfreiche Schulungsmittel in der pädiatrischen Diabetesschulung

Die Mitglieder aller europäischen Zentren berichteten über verschiedene praktisch orientierte Schulungsmittel und -medien (Tools) für alle Ziel-gruppen. Die wichtigsten Tools sind in der Tabelle 12 zusammengestellt:

Ernährungsempfehlungen und Kohlenhydratberechnung
Kohlenhydrataustauschlisten (Hefte, anschaulichen Tabellen, Software, Smart-Phone Applikationen)
Auflistung von „Fertiggerichten" und deren Inhaltsstoffe (Webseiten der Hersteller)
Zusammenstellung von regionalen Gerichten und deren Eiweiß-, Fett- und Kohlenhydratzusammensetzung
wirklichkeitsgetreue Fotos von regionalen Gerichten
Spiele (Karten, Computerspiele) zur Schätzung von Kohlenhydraten
Küchenwaage
Zusammenstellungen regionaler Gerichte mit detaillierten Informationen über Inhaltsstoffe
Insulinsubstitution und Blutglukosemessung
Elemente zum praktischen Training (verschiedene Spritzen, Pens, Pumpen, Katheter, Glukosemessgeräte, Sensoren)
Soft-Spielzeug und spezielle Puppen für Injektionen und Katheteranlage
Latex-Haut-Model mit einem integriertem „Lipom"
Insulindosierungsbogen (Plastikmodell)
Bolus und Basalinsulin Rechner (Tabellen und Software)
Log-Bücher, Tagebücher, Software um die Blutglukose-Daten systematisch zu sammeln
Prävention und Behandlung akuter Komplikationen
Diabetes-Pass, Brusttasche mit Erste Hilfe Informationen
„Hypo-Box" mit Glukose
Glukagonausstattung und Übungsset
Schriftliche Informationen über Hypoglykämien und Erste Hilfe für Lehrer und Ausbilder
Schriftliche Kurzinformationen zur Diagnose und Behandlung einer diabetischen Ketoazidose (DKA)
Schriftliche Informationen über Alkoholkonsum und Diabetes
Soziale Integration und psychosoziale Beratung
Schriftliche Informationen oder kontinuierlich aktualisierte Websites zu sozialen Gesetzen, besonderen Rechten und finanziellen Hilfen für Familien von Kindern mit einer chronischen Erkrankung

Schriftliche Informationen über relevante gesetzliche Bestimmungen (Führerschein, Versicherungen, Erwerbstätigkeit)
Schriftliche Informationen über Reisen mit Diabetes
Informationen über Patientenorganisationen (Website)
Hinweise auf Diabetes-Zeitschriften / Websites / Foren für Kinder und Eltern
Schriftliche Informationen soziale und psychosoziale Hilfen regional und landesweit

Tabelle 12: Ergänzende Schulungshilfsmittel und -gegenstände für die Schulung und Unterstützung von Kindern mit Diabetes und ihren Familien

Diese ergänzenden Schulungsmaterialien sind teilweise unabhängig von der Sprache, z. B. Spielzeuge (siehe Abbildung 11). Andere Tools sind auf die jeweiligen lokalen Bedingungen ausgerichtet, wie zum Beispiel ein Computerprogramm für das Bestimmen der korrekten Nahrungsmittelmenge mit integrierter Waage. Des Weiteren zählen die regionale Ernährung oder nationale Gesetzgebungen, z.B. Informationen bezüglich des Führerscheins, sozialer Unterstützung oder der Diabetes-Betreuung in Schulen zu den sprachlich abhängigen Mitteln (Tabelle 12).

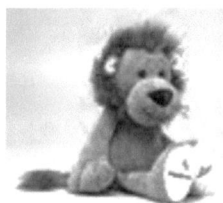

Abbildung 11: „Lenni" als Beispiel für einen sprachlich unabhängigen Schulungsgegenstand (Insulininjektion und/oder Katheterinsertion) für Patienten, Eltern und Betreuer in verschieden europäischen Ländern.

Bedarf an Neu- und Weiterentwicklungen

Einige Länder wie Großbritannien, Italien, Schweden, Deutschland und Tschechien schlagen die Entwicklung web-basierter Motivationshilfen und Informationen vor, die sich vor allem an jugendliche Patienten mit Typ-1-Diabetes richten. Dazu zählen auch Websites von nationalen Diabetesorganisationen, Selbsthilfeinitiativen oder von Pharmafirmen mit verlinkten interaktiven und beratenden Plattformen (z. B. Facebook, Twitter), Chat-Lines oder Smartphone assoziierte Informationsvermittlungen via Apps (http://www.medatron.cz/produkty/dia-tron/.). Hinzu kommen Videos, DVDs und Computer- oder Onlinespiele.

In der Gesamtbeurteilung der zusätzlichen Informations- und Schulungs-mittel ist aus Sicht der befragten Teams die relativ hohe Nutzerzahl der zeitlich und räumlich unbegrenzt erreichbaren Websites eine große Chance, junge Menschen mit Typ-1-Diabetes besser zu informieren. Auf der ande-ren Seite ist es jedoch kaum oder nur mit hohem Kostenaufwand möglich, individualisierte Beratungen anzubieten. Qualifizierte, attraktive und kontinuierlich aktualisierte Web-sites mit interaktiven Elementen sind kostenintensiv. Dafür sind in keinem der an der Befragung beteiligten europäischen Staaten Finanzierungen, z. B. durch Kostenträger oder das nationale Gesundheitssystem vorgesehen. Einzig große Selbsthilfe-Organisationen, z. B. Diabetes UK, Association l'Aide aux Jeunes Di-abétiques, DiabetesDE, sind in der Lage, entsprechende Informationen web-basiert, qualitätsgesichert und regelmäßig aktualisiert anzubieten. Aber auch dabei sind sie oft auf Spenden vor allem von pharmazeutischen Unternehmen oder Technologieherstellern angewiesen.

6 Diskussion

Zum Stand der pädiatrischen Diabetesschulungsprogramme und Schulungsmaterialien für Kinder, Jugendliche und deren Betreuer in den Staaten der Europäischen Union wurden in der vorliegenden Arbeit eine Literaturrecherche und eine Umfrage unter Mitgliedern führender Europäischer Diabetesteams durchgeführt. Die Untersuchung fand als Teil eines Arbeitspakets im EU-geförderten Projekt „Better control in pediatric and adolescent diabetes in the EU: working to create centres of reference" (SWEET-Project) statt. In diesem Projekt sollten die zentralen Kriterien für eine qualifizierte pädiatrische Diabetestherapie definiert und in nationalen Referenzzentren („centres of references") möglichst europaweit etabliert werden (Danne et al. 2012). Zu den Kriterien zählen unter anderem eine prospektive elektronische Dokumentation aller Behandlungsdaten (Forsander et al. 2012), Qualitätskontrollen und Benchmarking, externe Evaluationen, der Einsatz aktueller Therapiekonzepte an Leitlinien orientiert (de Beaufort et al. 2012), ein multidisziplinärer Behandlungsansatz und die pädiatrisch-diabetologischer Expertise aller Teammitglieder (Waldron et al. 2012).

Der Diabetesschulung, durch die junge Patienten und ihre Angehörigen erst in die Lage versetzt werden, die notwenige Therapie im Alltag durchzuführen, wurde im Kriterienkatalog für Referenzzentren schließlich eine besonders große Bedeutung beigemessen (Martin et al. 2012). Die Schulung wird darin als Schlüsselelement der Diabetesversorgung bezeichnet, wobei der Erfolg jeder Therapie von einem strukturierten Training zum Selbstmanagement bestimmt wird (Swift 2009). Die dort formulierte Forderung nach strukturierten Konzepten der Patientenedukation, nach detaillierten Curricula und Materialien für verschiedene Alters- und Zielgruppen deckt sich mit allen damaligen (IDF 2009; Holterhus et al. 2009; Silverstein et al.

2005), aber auch mit aktuellen S3-Leitlinien zur pädiatrischen Diabetologie (Neu et al. 2015; Phelan et al. 2018; ADA 2018). Die Analyse der Schulungsstrukturen in Rahmen des SWEET-Projekts wies auf eine große Heterogenität in den beteiligten EU-Staaten bezogen auf Strategien, pädagogische Konzepte, Umfang, Beteiligung der Teammitglieder und Finanzierung der Schulungen hin. Dazu wird von den Autoren kritisch angemerkt, dass nur sehr begrenzt Daten zur Evaluation der verschiedenen Schulungsangebote publiziert worden sind (Martin et al. 2012).

Die Literaturrecherche in der vorliegenden Studie konnte entsprechend nur eine geringe Anzahl von Originalpublikationen zur Evaluierung von Materialien und Programmen zur Diabetesschulung von Kindern und Jugendlichen identifizieren (Lange und Hürter 1998, Lange et al. 2001, Lange et al. 2004, Lange et al. 2011, Nordfeldt und Ludvigsson 2002, Nordfeldt et al. 2005). Einige andere Reviews zur pädiatrischen Diabetesschulung weisen zusätzlich auf einen Mangel an Informationen zu den konzeptionellen Inhalten, zur didaktisch-methodischen Umsetzung und zur Evaluation von Schulungsprogrammen hin (Gage et al. 2004, Jönsson et al. 2010, Forsander und Sundelin 2001, Couch et al. 2008, Hampson et al. 2000, Hampson et al. 2001, Murphy et al. 2006). Dabei wird auch kritisch die Frage gestellt, ob es möglich, sinnvoll und ethisch vertretbar ist, als unverzichtbar anerkannte Schulungen für Patienten und deren Familien im Design einer randomisierten, kontrollierten, klinischen Studie zu evaluieren (Bradley 1993; Hampson et al. 2001, Rains et al. 2005). Kein Patient mit Diabetes darf ungeschult bleiben, und die Diabetesschulung ist ein integraler nicht aus dem Zusammenhang heraus zu betrachtender Bestandteil jeder multimodalen Diabetesbehandlung (Couch et al. 2008, Murphy et al. 2006). Außerdem liegt der Fokus moderner patientenzentrierter Diabetesschulungen auf maßgeschneiderten Handlungs- und Interventionsstrategien, bei denen die gesamte Familie in einem Schulungsprozess individualisiert eingebunden werden soll. Eine methodisch wünschenswerte strenge Standardisierung einer Schulung würde dabei die Akzeptanz durch die Familien und die Effektivität der Maßnahmen beeinträchtigen. Folglich müssten Diabetesschulungen mit großen Stichproben in multizentrischen Studien in Ergänzung zur Routinebehandlung evaluiert werden, um valide Aussagen zu ihrer Effektivität hinsichtlich somatischer und psychologischer Parameter machen zu können (Murphy et al. 2006). Gut konzipierte, empirische multizentrische Beobachtungsstudien, die auf die Stoffwechselkontrolle, die Zufriedenheit der Patienten und Eltern, die Lebensqualität, die Belastung durch die Erkrankung und die soziale Integration ausgerichtet sind, werden deshalb als alternative Untersuchungsverfahren vorgeschlagen (Couch et al. 2008). Erste Hinweise auf die Effektivität von landesweit umgesetzten Schulungen bieten internationale Vergleichsstudien, in denen die Qualität der Stoffwechseleinstellung großer Gruppen pädiatrischer Patienten (z. B. Registerdaten) aus den USA, dem Vereinigten Königreich England, Australien, Deutschland/Österreich und anderen verglichen werden (z. B. McKnight et al. 2015; Sherr et al. 2016; DeSalvo et al. 2018; Charalampopoulos et al. 2018). Trotz vergleichbarer Medikamente, Technologien und Therapiekonzepte zeigen sich bedeutsame Unterschiede in der Qualität der Stoffwechseleinstellung und der Rate akuter Komplikationen zwischen den verschiedenen Registern. Diese werden von den Autoren vor allem auf die nationalen Strukturen der Versorgung von Patienten mit Diabetes, auf die Ausbildung der Behandlungsteams und auf die Qualität der Patientenschulungen zurückgeführt (z.B. Cameron und Wherrett 2015). Zukünftig können diese international vernetzten Forschungsdatenbanken genutzt werden, um Effekte von Schulungen differenzierter abzubilden und damit die Betreuung von jungen Patienten mit Diabetes zu verbessern (DIAMAP 2014).

An der vorliegenden strukturierten Befragung zur europäischen Situation der Diabetesschulung für Kinder und Jugendliche beteiligten sich pädiatrische Diabeteszentren aus zehn Staaten der Europäischen Union. Dabei wurde eine große Vielfalt an kreativen Materialien, Mitteln und Medien zur Diabetesschulung für Kinder verschiedener Altersgruppen, Jugendliche und deren Eltern identifiziert. Mehrheitlich orientieren sich die Schulungsunterlagen und evaluierten Gesamtprogramme an den aktuell in Diabetesleitlinien formulierten Zielen der Initial- und Folgeschulungen. Der Umfang und die Struktur der Programme variieren jedoch sehr. Zahlreiche Schulungsmaterialien und ergänzende Mittel und Medien besitzen häufig einen allgemeinen Informationscharakter und sind unzureichend bezogen auf die Bedürfnisse der Familien im Alltag aufbereitet.

Während die umfassenden strukturierten Materialien, die sich mit den Grundlagen der Insulintherapie befassen, inhaltlich nur leicht voneinander abweichen, sind andere Schulungsmittel wie zum Beispiel Broschüren, Hefte oder Tabellen mit Informationen zu gesunder Ernährung und Hilfen zur Kohlenhydratberechnung international sehr unterschiedlich gestaltet. Diese Diversität ist noch größer, wenn es um Informationen zu rechtlichen Fragen geht, z.B. Informationen zur medizinischen Versorgung, zum Führerschein, zu sozialen Leistungen oder zur Diabetesbehandlung in Schulen. Sie spiegeln nationale und kulturelle Spezifika wider, die eine europaweit vereinheitlichte strukturierte Diabetesschulung nur begrenzt möglich machen.

Ergänzende, praxisorientierte Schulungsmittel und -medien werden in allen erfassten europäischen Klinikzentren der pädiatrischen Diabetologie eingesetzt. Einige sind unabhängig von der Sprache einsetzbar, z.B. Übungsgeräte (u.a. Pumpen und Pens) oder Spielzeuge. Diese werden mehrheitlich von Unternehmen der pharmazeutischen Industrie oder von

Technologieherstellern kostenlos zur Verfügung gestellt. Allerdings stehen die meisten dieser Mittel nicht im Zusammenhang mit einem strukturierten Schulungsprogramm. Langfristig sollten diese bewährten und alltagsgeeigneten Schulungsmittel in strukturierte Curricula für alle Altersgruppen und Bezugspersonen integriert werden (Lange et al. 2012).

Obwohl es viele schriftliche und zielgruppenorientierte Materialien für junge Menschen mit Diabetes in fast jedem befragten europäischen Land gibt, fehlen in der Mehrheit der Länder strukturierte, altersgerechte und evaluierte Materialien als Teil qualitätskontrollierter Programme, die den Standards der ISPAD (ISPAD 2009) und anderer nationaler und internationaler Empfehlungen und Leitlinien (ADA 2014, ADA 2012, ADA 2005, APEG 2005, DDG 2009, IDF 2008, IDF 2009, NICE 2004) entsprechen. Die Ursache liegt vermutlich darin, dass die Kosten für die Programmentwicklung sowie die kontinuierliche Aktualisierung bis auf eine Ausnahme nicht von den nationalen Gesundheitssystemen, Kostenträgern oder Patientenorganisationen gewährleistet wird (Sumnik et al. 2009). Die Ausnahme betrifft lediglich das französische Gesundheitssystem, in dem die Entwicklung und Erstellung eines landesweiten Schulungsprogramms für Kinder, Jugendliche und deren Eltern von staatlicher Seite über den „Conseil d'Administration de l'AJD», d.h. der französischen Sozialversicherung, finanziell unterstützt wurde. Im Gesundheitssystem Großbritanniens werden einzelne Informationsbroschüren über den National Health Service (NHS) und die Selbsthilfeorganisation „Diabetes UK" finanziert, jedoch keine strukturierten Behandlungs- und Schulungsprogramme. In den weiteren Staaten, deren Teams sich an der Umfrage beteiligt hatten, wurden die Schulungsunterlagen und Programme durch engagierte Diabetesteams oft mit Förderung durch Unternehmen der pharmazeutischen Industrie oder Herstellern von Diabetestechnologien erstellt. Selbst wenn diese Unterstützung formal mit keiner Einflussnahme auf die Inhalte der Programme verbunden war, bleibt kritisch zu fragen, ob dadurch auf Dauer eine neutrale Information der Familien gewährleistet werden kann. Alternativ muss daher von staatlicher Seite und von Seiten der Kostenträger diskutiert werden, ob und wie das zentrale Therapieelement Patientenschulung unabhängig in angemessener Qualität. z. B. in nationalen Diabetesplänen, umgesetzt werden kann (Sumnik et al. 2009; Maahs et al. 2015; DeSalvo et al. 2018; Charalampopoulos et al. 2018).

Den Kernempfehlungen zur leitliniengerechten Schulung im Rahmen der Langzeitbehandlung von Kindern und Jugendlichen mit Diabetes folgen in Europa nur Deutschland und Frankreich. Die pädiatrische Diabetologie in Deutschland verfügt über evaluierte, publizierte und durch die Deutsche Diabetes-Gesellschaft (DDG) und das Bundesversicherungsamt (BVA) zur Nutzung im Rahmen des Disease Management Programms Typ-1-Diabetes anerkannte Schulungsprogramme für Kinder und Jugendliche. Dazu zählen ein Programm für Grundschulkinder (Hürter et al. 2005; Lange et al. 2016) und ein Programm für Jugendliche mit Typ-1-Diabetes (Lange et al. 2009; Lange et al. 2017). Die entsprechenden Schulungen durch qualifizierte Diabetesteams einschließlich ihrer Materialien werden in Deutschland von den Kostenträgern erstattet. Diese deutschsprachigen Schulungsprogramme sind weltweit die einzigen zugelassenen strukturierten Behandlungsprogramme im Rahmen eines Disease Management Programms (DMP) (NVL 2013). Strukturierte Schulungsprogramme und Materialien für Eltern von Kindern mit Typ-1-Diabetes wurden in Deutschland ebenfalls evaluiert, die Ergebnisse publiziert und durch die Deutsche Diabetes Gesellschaft zertifiziert. In Frankreich liegen evaluierte Materialien und schriftliche Curricula als Bestandteil qualifizierter Schulungsprogramme bei der Diabetesorganisation l'Aide aux Jeunes Diabétiques (l'AJD 2011) vor. Publizierte Daten zur Akzeptanz und Effektivität der französischen Schulungskonzepte liegen jedoch nicht vor. Um eine gesundheitliche Chancengleichheit EU-weit zu verbessern, sollten für Eltern von Kindern mit Typ-1-Diabetes in allen Staaten vergleichbare einheitliche Materialien, Mittel und strukturierte Leitfäden (Curricula), die den verschiedenen elterlichen Anforderungen gerecht werden, entwickelt und ab Diagnosestellung fortwährend strukturiert und thematisch flexibel angeboten werden. Hier besteht aus Sicht der Befragten der meisten europäischen Zentren dringender Handlungsbedarf.

Defizite und Perspektiven der Diabetesschulung

Aus der Darstellung der vorhandenen Diabetesschulungsprogramme in Europa wird deutlich, dass es in den meisten Staaten an strukturierten Programmen für sehr junge Kinder, d. h. Vorschulkinder, aber oft auch für Schulkinder und Jugendliche mangelt. Ebenso fehlen in den meisten Gesundheitssystemen strukturierte Programme für Eltern, die nicht nur die Technik der Insulintherapie, sondern auch deren altersgemäße Integration der Erkrankung in den Alltag der Familien thematisieren. Weiterhin gibt es aus Sicht der Teammitglieder aus fast allen Staaten keine oder nur sehr wenige Programme, die den Umgang mit neuen Technologien, d. h. Insulinpumpen und Methoden zur kontinuierlichen Glukosemessung (CGM) für Eltern, Kinder und Jugendliche alltagsangepasst strukturiert vermitteln. Einige der Befragten betonten den Bedarf an strukturierten Unterrichtsmaterialien auch für andere primäre Bezugspersonen und Lehrkräfte an Schulen. Demnach wäre es unter anderem sinnvoll, dass die Schulungsmaterialien der Eltern Kapitel enthalten, die zum Beispiel auf die Bedürfnisse der gesunden Geschwisterkinder eingeht. Darüber hinaus sollte es spezifische Kapitel oder separate Unterlagen für Großeltern, Betreuer in Kindertageseinrichtungen und Lehrkräfte geben.

Weiterhin sollten alle Mitglieder der pädiatrischen Diabetesteams in der Lage sein, Schulungsprogramme qualifiziert anzuwenden und für Eltern und andere Betreuungspersonen strukturierte und individualisierte Schulungen zu gewährleisten. Schulungsmaßnahmen, die positive Effekte erzielten, zum Beispiel das Coping-Skills-Training (Grey et al. 2000, Grey u. Berry 2004), erfordern eine spezielle Qualifikation der Schulenden in diesem Bereich. In vielen europäischen Ländern fehlt es jedoch an strukturierten und akkreditierten Qualifizierungsangeboten für das multidisziplinäre Diabetesteam. Daher sollten auch schriftliche Curricula, mit denen alle Team-Mitglieder einheitlich und länderübergreifend arbeiten können, verfügbar gemacht werden. Da die Ausbildung der Teammitglieder in der Mehrheit der europäischen Länder nicht einheitlich geregelt ist (Waldron et al. 2012), sollten strukturelle und finanzielle Voraussetzungen geschaffen werden, um eine standardisierte Qualifizierung der Schulungskräfte zu realisieren.

Limitationen der vorliegenden Studie

Obwohl die Untersuchung nur an wenigen spezialisierten pädiatrischen Diabetes-Zentren in Europa durchgeführt wurde, kann davon ausgegangen werden, dass fast alle national qualifizierten und akkreditierten Schulungsprogramme und -konzepte von den erfahrenen Teams aufgeführt und der Studienleitung zugeschickt wurden. Es muss jedoch auch davon ausgegangen werden, dass lokale Schulungsunterlagen einzelner Zentren in den vorliegenden Ergebnissen wahrscheinlich nicht vollständig erfasst werden konnten. Es ist jedoch unwahrscheinlich, dass diese Materialien, Mittel oder Programme wissenschaftlich evaluiert, publiziert oder national akkreditiert sind. Es konnten keine entsprechenden Publikationen bei der Literaturrecherche identifiziert werden. Dies gilt wahrscheinlich auch für die

Diabetes-Schulungsaktivitäten in den europäischen Staaten, die durch die Umfrage nicht erreicht werden konnten. Dies kann abschließend nur durch eine weitere strukturierte Umfrage in den noch nicht erfassten 18 EU-Staaten geklärt werden.

Weiterhin war die Analyse der europäischen Schulungsressourcen in der vorliegenden Form durch einige Herausforderungen gekennzeichnet. Die qualitativen Angaben der Befragten ergaben lediglich einen Überblick über die aus deren Sicht wichtigsten Schulungsmaterialien, -mittel und Schulungsprogramme in zehn europäischen Staaten. Deren Einschätzung der Qualität bezogen auf die Standards für strukturierte Programme wurde durch die Gegebenheiten und Möglichkeiten des jeweiligen Gesundheitssystems geprägt. Durch die Überprüfung der zugesendeten Originalmaterialien, Curricula und Programme anhand der in Leitlinien formulierten Kriterien, und eine semistrukturierte Befragung konnten die Ergebnisse in begrenztem Rahmen objektiviert werden.

Fazit

Die Studie zur Situation der pädiatrischen Diabetesschulung in zehn Staaten der Europäischen Union weißt auf erhebliche Unterschiede in der Struktur und Qualität der Angebote für Kinder, Jugendliche und deren Betreuer hin. Sie belegt aber auch, dass in allen Staaten individuell kreative und effektive Materialien und Konzepte vorliegen. Ein Austausch dieser Erfahrungen könnte das Versorgungsniveau in Europa insgesamt verbessern. Es ist aber auch zu beachten, dass die Schulung vor dem Hintergrund des jeweiligen nationalen Gesundheitssystems, der Versorgungsstrukturen, der konkreten Organisation der pädiatrischen Diabetestherapie und der Ausbildung der multiprofessionellen Teams gesehen werden muss (Lange und Saßmann 2013). Das Zusammenführen national bewährter Schulungsangebote zu qualitätsgesicherten, strukturierten und ganzheitlichen Schulungsprogrammen wird europaweit eine wissenschaftliche, logistische und finanzielle Herausforderung darstellen, aber auch mit großen Chancen für die gesundheitliche Prognose betroffener Kinder und Jugendlicher verbunden sein (Swift 2009). Die verschiedenen europäischen Sprachen, Lebensstile, Traditionen, gesellschaftlichen und kulturellen Hintergründe werden diese Aufgabe noch anspruchsvoller werden lassen. Eine unabhängige Finanzierung der Entwicklung und Evaluation dringend benötigter Programme durch die Gesundheitssysteme europaweit könnte zur Verbesserung der gesundheitlichen Chancengleichheit aller jungen Menschen mit Typ-1-Diabetes in Europa beitragen (SWEET 2013). Dieses Ziel erfordert jedoch weitere intensive wissenschaftliche und politische Bemühungen aller Beteiligten. Mit der Erstellung einer strukturierten Übersicht über vorhandene und noch fehlende Schulungsmaterialien und Schulungsprogramme in der europäischen pädiatrischen Diabetologie wurde mit dieser Arbeit ein erster Schritt hin zu einem strukturierten Austausch erfolgreicher Konzepte vollzogen.

7 Zusammenfassung

Die Diabetes-Schulung ist ein unverzichtbares, integrales Element in der pädiatrischen Diabetologie, dessen Wirksamkeit und Notwendigkeit vielfach belegt wurde. Nationale und internationale evidenzbasierte Leitlinien fordern entsprechend strukturierte und evaluierte Programme, die sich an die Bedürfnisse der betroffenen Kinder und Jugendlichen sowie von deren Familien anpassen lassen. Ebenso wird eine qualifizierte Ausbildung der Schulenden dazu empfohlen, wie sie das lebenslange Selbstmanagement der Krankheit unterstützen können.

Zur Verbesserung der Versorgung in der Pädiatrischen Diabetologie in Europa wurde im Jahr 2008 die SWEET-Initiative (Better control in Pediatric and Adolescent diabeteS: Working to crEate CEnTers of Reference) gegründet, die sich die im Rahmen einer EU-finanzierten Förderung die Entwicklung von qualifizierten Referenzzentren zum Ziel gesetzt hat. Die vorliegende Arbeit war Teil dieses Forschungsprojekts. Es sollte der Stand der Diabetesschulungen europaweit erfasst, „best practice" Modelle identifiziert, Defizite benannt und Standards für eine qualifizierte Versorgung definiert werden, um allen Kindern und Jugendlichen mit Diabetes in Europa vergleichbare Zukunftschancen zu eröffnen.

Zunächst fand dazu eine Recherche in wissenschaftlichen Datenbanken zu Diabetes-Schulungsprogrammen statt. Zusätzlich wurden die Mitglieder der SWEET-Initiative zu den national genutzten Schulungs-Angeboten und Materialen strukturiert befragt. Die identifizierten Programme und Konzepte wurden anschließend hinsichtlich der in Leitlinien geforderten Qualitätskriterien analysiert. Mitglieder aus pädiatrischen Diabetesteams aus zehn europäischen Staaten beantworteten den Fragebogen und stellten die nationalen Schulungsmaterialien für Patienten, deren Angehörige und Teammitglieder zur Verfügung. In allen zehn Staaten gab es mehr oder weniger strukturierte Informationen für die jungen Patienten und deren Eltern.

Die Analyse der Programme machte eine deutliche Diskrepanz der Angebote und der Qualität der Schulungen zwischen einzelnen europäischen Gesundheitssystemen deutlich. Während in wenigen Staaten strukturierte und teilweise umfassend evaluierte Schulungsprogramme und -materialien existierten, konnten Teams aus anderen Staaten nur auf schriftliche Informationen zurückgreifen, die sich primär an Ärzte richteten. Nur in zwei Ländern der EU wurden die Empfehlungen der Leitlinien der internationalen und nationalen Fachgesellschaften (z.B.: ISPAD, DDG, ADA, IDF) nach strukturierten, evaluierten Programmen und differenzierten Curricula für verschiedene Alters- und Zielgruppen umgesetzt. Und nur in einem Gesundheitssystem wurden die Programme von den Kostenträgern landesweit akkreditiert und deren Einsatz für alle gesetzlich versicherten Patienten erstattet. Darüber hinaus ergab sich eine Vielzahl von kreativen Schulungsmaterialien und Ideen, in Form von Büchern, Broschüren, DVDs und Webseiten. Schulungen zu neuen Technologien lagen nur begrenzt vor, diese wurden von Schulenden neben strukturierten Programmen als besonders wünschenswert benannt.

Die Schulungssituation in Europa stellt sich auf der Grundlage der vorliegenden Recherche als ausgesprochen heterogen in ihrer Struktur und Qualität dar. Die Harmonisierung und Integration der Programme und Materialen in ein ganzheitliches, strukturiertes Behandlungskonzept stellt eine wichtige Aufgabe für die Pädiatrische Diabetologie in Europa und die inzwischen weltweit arbeitende Initiative SWEET e. V. dar. Vor dem Hintergrund der unterschiedlichen Gesundheitssysteme weltweit ist die gesundheitliche Chancengleichheit für alle Kinder und Jugendliche mit Diabetes nicht nur eine diabetologische, sondern auch eine gesundheitspolitische Herausforderung und Aufgabe.

8 Literatur

Alliance for European Diabetes Research. [Internet].EURADIA. 2014. [cited 2014 Jul 16]; Available from: URL: www.euradia.org.

American Diabetes Association (ADA). Children and Adolescents: Standards of Medical Care in Diabetes-2018. Diabetes Care 2018; 41 Suppl 1: 126-136.

American Diabetes Association (ADA). Standards of medical care in diabetes-2016.Diabetes Care 2016; 39 Suppl 1:1-109.

American Diabetes Association (ADA). Diabetes care in the school and day care setting. Diabetes Care 2014; 37 Suppl 1:91-6.

American Diabetes Association (ADA). Standards of medical care in diabetes-2014.Diabetes Care 2014; 37 Suppl 1:14-80.

American Diabetes Association (ADA). Diabetes care in the school and day care setting. Diabetes Care 2012; 35 Suppl 1:76-80.

American Diabetes Association Diabetes Care 2010 Jan; 33 Suppl 1: 11-61.

Anderson BJ, Brackett J, Ho J, Laffel LM. An office-based intervention to maintain parent-adolescent teamwork in diabetes management. Impact on parent involvement, family conflict, and subsequent glycemic control. Diabetes Care 1999 May; 22(5):713-21.

Anderson RM, Funnell MM, Butler PM Arnold MS, Fitzgerald JT, Feste CC. Patient empowerment. Results of a randomized controlled trial. Diabetes Care 1995 Jul; 18(7):943-9.

Anderson RM, Funnell MM, Barr PA, Dedrick RF, Davis WK. Learning to empower patients. Results of professional education program for diabetes educators. Diabetes Care 1991Jul;14(7):584-90.

Arbeitsgemeinschaft für Pädiatrische Diabetologie (AGPD). [Internet]. [cited 2013 Jan 15]; Available from: URL: http://www.diabetes-kinder.de.

Arbeitsgemeinschaft für Pädiatrische Diabetologie (AGPD). Kinder mit Diabetes in der Schule / im Kindergarten" und DVD: „Diabetes – na und?" Informationen für Lehrer und Lehrer. 2011.

Arbeitsgemeinschaft Pädiatrische Diabetologie (AGPD). Qualitätssicherung in der Pädiatrischen Diabetologie. Monatsschrift für Kinderheilkunde 1995; 143:1146-9.

Artberg P-O. What is self care and what is health care? Swedish National Agency for Education. Legal Secretariat. Supervisory Unit; 2007.

Assal JP, Jaquemet S, Morel Y. The added value of therapy in diabetes: the education of patients for self-management of their disease. Metabolism 1997; 46 Suppl 1:61-4.

Association Luxembourgeoise du Diabète. ALD. Hrsg. Die Behandlung meines Diabetes. Luxembourg; 2012.

Australasian Paediatric Endocrine Group (APEG). [Internet]. Clinical Practice Guidelines: Type1 Diabetes in children and adolescents, National Diabetes Strategy
Group. 2005. [cited 2011 Jan 13]; [1-315]. Available from: URL:
www.chw.edu.au/prof/services/endocrinology/apeg/apeg_handbook_final.pdf.

Bangstad HJ, Danne T, Deeb L, Jarosz-Chobot P, Urakami T, Hanas R. Insulin treatment in children and adolescents with diabetes. ISPAD Clinical Practice Consensus Guidelines 2009 Compendium. Pediatr Diabetes 2009; 10 Suppl 12:82-
99.

Bläsig S, Remus K, Danne T, Lange K. Fit for school: evaluation of a training course
for 5-6 year old children with type 1 diabetes. Pediatric Diabetes 2011; 12
Suppl15:72.

Bradley C. Designing medical and educational intervention studies. A review of some
alternatives to conventional randomized controlled trials. Diabetes Care 1993;
16:509-18.

Bundesversicherungsamt. [Internet]. [cited 2013 May 24]; Available from: URL:
https://www.bundesversicherungsamt.de/.

Cahané M, Vias M. Aide aux jeunes diabétiques, a diabetes school for children. Soins
Pediatr Pueric 2011; 259:30-2.

Cameron F, de Beaufort C, Aanstoot H-J, Hoey H, Lange K, Castano L et al. the
Hvidoere International Study Group. Lessons from the Hvidoere International
Study Group on childhood diabetes: be dogmatic about outcome and flexible
in approach. Pediatr Diabetes 2013; 14:473-80.

Cameron FJ, Wherrett DK. Care of diabetes in children and adolescents: controversies,
changes, and consensus. Lancet 2015 May 23; 385 (9982):2096-106.

Charalampopoulos D, Hermann JM, Svensson J, Skrivarhaug T, Maahs DM, Akesson K
et al. Exploring Variation in Glycemic Control Across and Within Eight High-
Income Countries: A Cross-sectional Analysis of 64,666 Children and Adolescents With Type 1 Diabetes. Diabetes Care 2018; 41(6):1180-7.

Chodosh J, Morton SC, Mojica W, Maglione M, Suttorp MJ, Hilton L et al. Meta-
analysis: chronic disease self-management programs for older adults. Ann In-
tern Med 2005; 143(6):427-38.

Cinek O, Sumník Z, de Beaufort C, Rurik I, Vazeou A, Madácsy L et al. Heterogeneity
in the systems of pediatric diabetes care across the European Union. Pediatric
Diabetes 2012; 13: Suppl 16: 5-14.

Clement S. Diabetes Self-Management Education. Diabetes Care 1995 Aug;18(8):1204-
14.

Couch R, Jetha M, Dryden DM, Hooton N, Liang Y, Durec T, et al. Education for
Children with Type 1 Diabetes Mellitus and Their Families. Rockville: MD:
Agency for Healthcare Research and Quality (US) (Evidence Re-
ports/Technology Assessments, No. 16); 2008.

Danne T, Nimri R, Battelino T, Bergenstal RM, Close KL, DeVries JH et al. International Consensus on Use of Continuous Glucose Monitoring. Diabetes Care
2017; 40 (12):1631-40.

Danne T, Ziegler R. Diabetes bei Kindern und Jugendlichen. [Internet]. Deutscher Gesundheitsbericht. Diabetes 2016. diabetesDE – Deutsche Diabetes-Hilfe, Hrsg. [cited 2017 Oct 9]; [113-123]. Available from: URL: https://www.diabetesde.org/system/files/documents/fileadmin/users/Patientens eite/PDFs_und_TEXTE/Infomaterial/Gesundheitsbericht_2016.pdf.

Danne T, Kordonouri O, Lange K. Kompendium Pädiatrische Diabetologie. 2. Aufl. Springer, Berlin Heidelberg New York; 2016.

Danne T, Bangstad HJ, Deeb L, Jarosz-Chobot P, Mungaie L, Saboo B et al. Diabetes education in children and adolescents: ISPAD Clinical Practice Guidelines 2014 Compendium. Pediatr Diabetes. 2014; 15 Suppl. 20:115-34.

Danne T, Lion S, Madaczy L, Veeze H, Raposo F, Rurik I, et al. On behalf of the SWEET group. Criteria for centers of reference for paediatric diabetes - a European perspective. Pediatr Diabetes 2012; 13 Suppl16:62-75.

Danne T, Lange K, Kordonouri O. New developments in the treatment of type 1 diabetes in children. Arch Dis Child 2007; 92:1015-19.

Danne T, Mortensen HB, Hougaard P, Lynggaard H, Aanstoot H-J, Chiarelli F, et al. Persistent differences among centers over 3 years in glycemic control and hypoglycemia in a study of 3,805 children and adolescents with type 1 diabetes from the Hvidore Study Group. Diabetes Care 2001; 24(8):1342-7.

DAWN Study Group. Changing diabetes through DAWN Youth: Addressing the attitudes, wishes and needs of children and young people with diabetes worldwide. 2007. [Internet]. [cited 2013 May 29]; [1-36]. Available from: URL: http://www.dawnyouth.com/Images/DAWNYOUTH_mediafiles/3442_DAW N_booklet.pdf.

de Beaufort CE, Lange K, Swift PG, Aman J, Cameron F, Castano L et al. Metabolic outcomes in young children with type 1 diabetes differ between treatment centers: the Hvidoere Study in Young Children 2009. Pediatric Diabetes 2013; 14:422-8.

de Beaufort C, Vazeou A, Sumnik Z, Cinek O, Hanas R, Danne T et al. Harmonize care to optimize outcome in children and adolescents with diabetes mellitus: treatment recommendations in Europe. Pediatric Diabetes 2012: 13 Suppl. 16: 15–19.

de Beaufort CE, Swift PG, Skinner CT, Aanstoot HJ, Aman J, Cameron F et al. Continuing stability of center differences in pediatric diabetes care: do advances in diabetes treatment improve outcome? The Hvidoere Study Group on Childhood Diabetes. Diabetes Care 2007; 30:2245-50.

DeSalvo DJ, Miller KM, Hermann JM, Maahs DM, Hofer SE, Clements MA et al. T1D Exchange and DPV Registries. Continuous glucose monitoring and glycemic control among youth with type 1 diabetes: International comparison from the T1D Exchange and DPV Initiative. Pediatr Diabetes 2018;19(7):1271-5.

de Wit M, Delemarre-van de Waal HA, Bokma JA, Haasnoot K, Houdijk MC, Gemke RJ, et al. Monitoring and discussing health-related quality of life in adolescents with type 1 diabetes improve psychosocial well-being: a randomized controlled trial. Diabetes Care. 2008; 31(8):1521-6.

Diabetes Control and Complications Trial (DCCT)/Epidemiology of Diabetes Interventions and Complications (EDIC) Study Research Group. Mortality in Type 1 Diabetes in the DCCT/EDIC Versus the General Population. Diabetes Care 2016 Aug; 39(8):1378-83.

Delamater AM. Psychological care of children and adolescents with diabetes. ISPAD clinical practice consensus guidelines. Pediatr Diabetes 2009; 10 Suppl 12:175-84.

Delamater AM, Bubb J, Davis SG, Smith JA, Schmidt L, White NH et al. Randomized prospective study of self-management training with newly diagnosed diabetic children. Diabetes Care 1990 May; 13 (5): 492-8.

Delamater AM, Jacobson AM, Anderson B, Cox D, Fisher L, Lustman P et al. Psychosocial therapies in diabetes: report of the Psychosocial Therapies Working Group. Diabetes Care 2001;24(7):1286-92.

Deutsche- Diabetes-Gesellschaft. [Internet]. Richtlinien zur Anerkennung einer Behandlungseinrichtung. „Zertifiziertes Diabeteszentrum DDG". Auf Grundlage der Beschlüsse des Ausschusses Qualitätssicherung, Schulung und Weiterbildung (QSW). Fassung vom 23.07.2014 [cited 2015 Oct 10]; [1-7]. Available from: URL: http://www.deutsche-diabetes-gesellschaft.de/.

Deutsche- Diabetes-Gesellschaft (DDG). [Internet]. 2011 [cited 2011 Jan 24]; Available from: URL: http://www.deutsche-diabetes-gesellschaft.de/weiterbildung/diabetologe-ddg/kurse-klinische-diabetologie.html.

Deutsche -Diabetes-Gesellschaft (DDG). Richtlinien zur Anerkennung von strukturierten Schulungs- und Behandlungsprogrammen entsprechend den Empfehlungen der Deutschen Diabetes-Gesellschaft. Entnommen aus: Kulzer, B., Frank, M., Gastes, U., Grüsser, M., Haak T., Hasche, H. et al. Qualitätsrichtlinien und Qualitätskontrolle von strukturierten Schulungs- und Behandlungsprogrammen entsprechend den Empfehlungen der DDG. Diabetes Stoffwechsel 2002;11:109-12.

Deutsche Diabetes-Gesellschaft. Qualitätssicherung von strukturierten Schulungsprogrammen. Diabetologie Informationen. 2000; 22:27-32.

DH Diabetes Policy Team. Making Every Young Person with Diabetes Matter: Report of the Children and Young People with Diabetes Working Group. [Internet]. 2007. UK Department of Health. [cited 2011 Feb 14]; [1-76]. Available from: URL: http://www.dh.gov.uk/prod_consum_dh/groups/dh_digitalassets/@dh/@en/documents/digitalasset/dh_073675.pdf.

Diabetes UK. Type 1 diabetes: journey of a Lifetime. London. Medtronic Foundation; 2009.

DIAMAP. [Internet]. Road Map for Diabetes Research in Europe. DIAMAP. 2014. [cited 2014 Jul 16]; Available from: URL: http://www.diamap.eu.

Dougherty GE, Soderstrom L, Schiffrin A. An economic evaluation of home care for children with newly diagnosed diabetes: results from a randomized controlled trial. Med Care 1998; 36:586-98.

Ehehalt S, Dietz K, Willasch AM, Neu A. DIARY-Group Baden-Württemberg. Prediction model for the incidence and prevalence of type 1 diabetes in childhood and adolescence: evidence for a cohort-dependent increase within the next two decades in Germany. Pediatr Diabetes 2012; 13:15-20.

Ehehalt S, Dietz K, Willasch AM, Neu A for the Baden-Württemberg Diabetes Incidence Registry (DIARY) Group. Epidemiological Perspectives on Type 1 Diabetes in Childhood and Adolescence in Germany: 20 years of the Baden-Württemberg Diabetes Incidence Registry (DIARY). Diabetes Care 2010; 33:338-40.

Ernst G, Lange K, Szczepanski R, Staab D, Ehrich J, Zinken K. How to train families to cope with lifelong health problems? Journal of Pediatrics 2016; 170:349-350.

Forsander GA, Gerasimidou-Vazeou A, Hanas R, de Beaufort C. [cited 2012 Dec 18]; [1-72]. Draft Report: Recommandations for Diabetes Care and Treatment in Paediatric Centres of Reference in the EU 2009. Available from: URL: http://sweet-project.eu/index.php/country-reports.

Forsander GA, Sundelin J. Comparison of two therapeutic regimes for diabetes-stricken children. Social and mental resources of the family are often crucial for the prognosis. Lakartidningen 2001 Nov 28;98(48):5484-9.

Franklin VL, Waller A, Pagliari C, Greene SA. A randomized controlled trial of Sweet Talk, a textmessaging system to support young people with diabetes. Diabetic Med 2006 Dec; 23(12):1332-8.

Funnell MM, Brown TL, Childs BP, Haas LB, Hosey GM, Jensen B et al. National standards for diabetes self-management education. Diabetes Care 2012 Jan; 35: S101–8.

Funnell MM, Tang TS, Anderson RM. [Internet]. From DSME to DSMS: Developing Empowerment-Based Diabetes Self-Management Support. Diabetes Spectrum. 2007 [cited 2013 Apr 26]; (20) [221-6]. Available from: URL: http://spectrum.diabetesjournals.org/content/20/4/221.full.

Funnell MM, Haas LB. National Standards for Diabetes Self- Management Education Programs. Diabetes Care 1995 Jan; 18:100-16.

Funnell MM, Anderson RM, Arnold MS, Barr PA, Donnelly M, Johnson PD et al. Empowerment: an idea whose time has come in diabetes education. Diabetes Educ 1991 Jan-Feb;17(1):37-41.

Gage H, Hampson S, Skinner TC, Hart J, Storey L, Foxcroft D et al. Educational and psychosocial programmes for adolescents with diabetes: approaches, outcomes and cost-effectiveness. Patient Educ Couns 2004 Jun; 53:333-46.

Gemeinsamer Bundesausschuss (G-BA). [Internet]. Empfehlungen des Gemeinsamen Bundesausschusses zur Aktualisierung von Anlage 7 der Neunten Verordnung zur Änderung der Risikostruktur-Ausgleichsverordnung (9. RSA-ÄndV) vom 18. Februar 2004. Anforderungen an strukturierte Behandlungsprogramme für Patienten mit Diabetes mellitus Typ 1. 2004. [cited 2014 Feb 18]; [1-15]. Available from: URL: https://www.g-ba.de/downloads/40-268-600/2008-05-15-DMP-Dia1-Aktualisierung.pdf.

Gemeinsamer Bundesausschuss (G-BA). [Internet]. Richtlinie des Gemeinsamen Bundesausschusses zur Zusammenführung der Anforderungen an strukturierte Behandlungsprogramme nach § 137f Abs. 2 SGB V (DMP-Anforderungen-Richtlinie/DMP-A-RL) in der Fassung vom 20. März 2014 [citied 2017 Oct.10]; [1-57]. Available from: URL: https://www.g-ba.de/downloads/62-492-1401/DMP-A-RL_2017-04-20_iK-2017-07-01.pdf.

Gemeinsamer Bundesausschuss (G-BA) [Internet]. Kontinuierliche Glukosemessung mit Real-time-Messgeräten künftig GKV-Leistung für insulinpflichtige Diabetiker (Pressemitteilung 16.6.2016). [cited 2017 Feb 18]; Available from: URL: https://www.g-ba.de/institution/presse/pressemitteilungen/623/.

Gerstl EM, Rabl W, Rosenbauer J, Gröbe H, Hofer SE, Krause U, Holl RW et al. Metabolic control as reflected by HbA1c in children, adolescents and young adults with type-1 diabetes mellitus: combined longitudinal analysis including 27,035 patients from 207 centers in Germany and Austria during the last decade. Eur J Pediatr 2008;167(4):447-53.

Giani G, Janka HU, Hauner H et al. Epidemiologie und Verlauf des Diabetes mellitus in Deutschland. Aktualisierung 05/2004 In: Evidenzbasierte Diabetes-Leitlinien DDG: Scherbaum WA, Lauterbach KW, Renner R (Hrsg.). 1. Aufl. Deutsche Diabetes-Gesellschaft; 2000.

Gika H, Thymelli I Νεανικός Διαβήτης. Ποιος είναι αυτός ο νέος συγκάτοικος της ζωής μου. [Diabetes in the Youth. Who is the new room mate in my life?] AGIRA; 2005. Griechenland.

Gocz A, Neu A, Lange K. Struktur und Qualität der pädiatrischen Diabetesversorgung 1998-2008 in Deutschland: Zentralisierung und steigende Qualifizierung bei unzureichender Finanzierung. Diabetologie 2010; 5:47.

Gonder-Frederick LA, Fisher CD, Ritterband LM, Ritterband LM, Cox DJ, Hou L, DasGupta AA et al. Predictors of fear of hypoglycemia in adolescents with type 1 diabetes and their parents. Pediatr Diabetes 2006; 7:215-22.

Grey M, Berry D. Coping skills training and problem solving in diabetes. Curr Diab Rep 2004 Apr; 4:126-31.

Grey M, Boland E, Davidson M et al. Coping skills training for youth with diabetes mellitus has long-lasting effects on metabolic control and quality of life. J Pediatr 2000; 137:107-13.

Grey M, Cameron ME, Lipman TH, Thurber FW. Psychosocial status of children with diabetes in the first 2 years after diagnosis. Diabetes Care 1995; 18:1330-6.

Hampson SE, Skinner TC, Hart J, Storey L, Gage H, Foxcroft D et al. Effects of educational and psychosocial interventions for adolescents with diabetes mellitus: a systematic review. Health Technol Assess 2001; 5:1-79.

Hampson SE, Skinner TC, Hart J, Storey L, Gage H, Foxcroft D et al. Behavioural interventions for adolescents with type 1 diabetes: how effective are they? Diabetes Care 2000; 23:1416-22.

Hanas R. Type 1 Diabetes in Children, Adolescents and Young Adults: How to Become an Expert on Your Own Diabetes. 5th Ed. Class Publishing. London; 2012.

Heidtmann B, Hilgard D, Kapellen T, Schumacher, A, Lepler, R, Schober, E. et al. Die Insulinpumpentherapie bei kleinen Kindern bis zum 6. Lebensjahr. Auswertung der DPV-Wiss-Daten für die Insulinpumpen-AG und DPV-Wiss-Initiative. Diabetologie Stoffwechsel 2007; 2(1):33-7.

Holl RW, Prinz N. Medizinische Versorgung von Kindern und Jugendlichen mit Diabetes- Entwicklungen der letzten 20 Jahre. Die DPV-Initiative. [Internet]. Deutscher Gesundheitsbericht. Diabetes 2016. diabetesDE – Deutsche Diabetes-Hilfe, Hrsg. [cited 2017 Oct 9]; [124-135]. Available from: URL: https://www.diabetesde.org/system/files/documents/fileadmin/users/Patientens eite/PDFs_und_TEXTE/Infomaterial/Gesundheitsbericht_2016.pdf.

Holterhus PM, Beyer P, Bürger-Büsing J, DanneT, Etspüler J, Heidtmann B et al. Diagnostik, Therapie und Verlaufskontrolle des Diabetes mellitus im Kindes- und Jugendalter. S3 Leitlinie der Deutschen Diabetes-Gesellschaft. Mainz: Kirchheim; 2009.

Hürter P, von Schütz W, Lange K. Kinder und Jugendliche mit Diabetes. Medizinischer und psychologischer Ratgeber für Eltern. 4. vollst. überarb. Aufl. Springer, Berlin Heidelberg New York; 2016.

Hürter P, Danne T. Diabetes bei Kindern und Jugendlichen, Klinik -Therapie - Rehabilitation. 6. Aufl.: Springer, Heidelberg; 2005.

Hürter P, Jastram H-U, Regling B, Toeller M, Burger W, Haller R. Diabetes bei Kindern: ein Behandlungs- und Schulungsprogramm. 3. Aufl. Kirchheim Mainz; 2005.

International Diabetes Federation (IDF). [Internet]. IDF Diabetes Atlas 2015. Seventh edition. [cited 2016 Apr 11]; [1-140]. Available from: URL: https://www.idf.org/e-library/epidemiology-research/diabetes-atlas/13-diabetes-atlas-seventh-edition.html.

International Diabetes Federation (IDF). [Internet]. A Guide to National Diabetes Programmes. 2010. [cited 2014 Feb 6]; [1-122]. Available from: URL: http://www.idf.org/webdata/Guide-to-NDP_web.pdf.

International Diabetes Federation (IDF). [Internet]. International Standards for Diabetes Education: Third edition. 2009. [cited 2011 Jan 11]; [1-34]. Available from: URL: http://www.idf.org/webdata/docs/INTNL-STANDARDS-EN.pdf.

International Society for Pediatric and Adolescent Diabetes (ISPAD). Clinical Practice Consensus Guidelines 2009. Compendium. Pediatr Diabetes 2009; 10 Suppl 12:82-99.

International Diabetes Federation (IDF). [Internet].Consultative Section on Diabetes Education. International Curriculum for Diabetes Health Professional Education. 2008. International Diabetes Federation. [cited 2011 Jan 11]; [1-116]. Available from: URL: http://www.idf.org/webdata/docs/Curriculum_Final%20041108_EN.pdf.

Joslin EP, Gray H, Root HF. Insulin in hospital and home. Journal of Metabolic Research 1922; 2:651-99.

Jönsson L, Hallström I, Lundqvist A. A multi-disciplinary education process related to the discharging of children from hospital when the child has been diagnosed with type 1 diabetes - a qualitative study. BMC Pediatr 2010 May 27; 10:36-46.

Karges B, Kapellen T, Wagner VM, Steigleder-Schweiger C, Karges W, Holl RW et al. DPV Initiative. Glycated hemoglobin A1c as a risk factor for severe hypoglycemia in pediatric type 1 diabetes. Pediatr Diabetes 2017;18:51-8.

Karges B, Schwandt A, Heidtmann B, Kordonouri O, Binder E, Schierloh U et al. Association of insulin pump therapy vs insulin injection therapy with severe hypoglycemia, ketoacidosis, and glycemic control among children, adolescents, and young adults with type 1 diabetes. JAMA 2017; 318:1358-66.

Kiess W, Bottner A, Raile K, Kapellen T, Müller G, Galler A et al. Type 2 Diabetes mellitus in children and adolescents: A review from a European perspective. Horm Res 2003; 59 Suppl 1:77-84.

Kime N, Waldron S, Webster E, Lange, Zinken K, Danne T et al. Diabetes training for Healthcare Professionals in Europe: time for change. Pediatr Diabetes 2018; 19:578-85.

Konrad K, Vogel C, Bollow E, Fritsch M, Lange K, Bartus B et al. for the German/Austrian DPV Initiative and the BMBF competence network of diabetes. Current practice of diabetes education in children and adolescents with type 1 diabetes in Germany and Austria: Analysis based on the German/Austrian DPV database. Pediatric Diabetes 2016; 17:483-91.

Korhonen T, Huttunen JK, Aro A, Hentinen M, Ihalainen O, Majander Het al. A controlled trial on the effects of patient education in the treatment of insulin-dependent diabetes. Diabetes Care 1983; 6:256-6.

Kulzer B, Albus C, Herpertz S, Kruse J, Lange K, Lederbogen F et al. Evidenzbasierte Leitlinie - Psychosoziales und Diabetes mellitus S2-Leitlinie Psychosoziales und Diabetes. S. Matthaei, M. Kellerer, Hrsg. Diabetologie und Stoffwechsel (2013) Teil 1. Diabetologie Stoffwechsel 2013; 8:198-242.

Kulzer B, Albus C, Herpertz S, Kruse J, Lange K, Lederbogen F et al.. Psychosoziales und Diabetes mellitus - Praxis Leitlinie. Hrsg. Diabetologie und Stoffwechsel 2011; 6: 143-9.

Laffel LMB, Vangsness L, Connell A, Goebel-Fabbri A, Butler D, Anderson BJ. Impact of ambulatory family-focused teamwork intervention on glycemic control in youth with type 1diabetes. J Pediatr 2003;142:409-16.

Lange K, Neu A, Holl R, Hürter P, Saßmann H, Biester S et al. Diabetes bei Jugendlichen: ein Behandlungs- und Schulungsprogramm. 3. überarbeitete Aufl. Kirchheim, Mainz; 2017.

Lange K, Remus K, Bläsig S et al. Diabetes-Buch für Kinder: Diabetes bei Kindern: ein Behandlungs- und Schulungsprogramm. 5. aktualisierte Aufl. Kirchheim Mainz; 2016.

Lange K, Swift P, Pankowska E, Danne T. Diabetes education in children and adolescents: ISPAD Clinical Practice Guidelines 2014 Compendium. Pediatr Diabetes. 2014; 15 Suppl 20:77-85.

Lange K, Saßmann H. Diabetesschulung in der Pädiatrie 2012: Strukturen und praktische Umsetzung. Diabetologe 2013; 9:140-6.

Lange K, Klotmann S, Saßmann H et al. and the SWEET group. A Paediatric Diabetes Toolbox for creating Centres of Reference. Pediatr Diabetes 2012; 13 Suppl 16:49-61.

Lange K, Kleine T, Danne T. im Namen der AG Diabetesschulung für Eltern. Initialschulung für Eltern von Kindern mit Diabetes: Aufwand und Effekte bei Kindern und Eltern. DMW. 2011; 136: 1106 -10.

Lange K, Burger W, Holl R, Hürter P, Saßmann H, von Schütz W, Danne T. Diabetes bei Jugendlichen: ein Schulungsprogramm. 2. vollst. überarb. und aktual. Aufl. Kirchheim, Mainz; 2009.

Lange K, Walte K, von Schütz W, Saßmann H. Arbeitsgemeinschaft für Pädiatrische Diabetologie e.V. Roche Diagnostics GmbH. (Hrsg). Didaktischer Leitfaden mit Curriculum und Schulungsmaterialen. Diabetes bei Jugendlichen: ein Behandlungs- und Schulungsprogramm. 2.überarbeitete und aktualisierte Aufl. Kirchheim Mainz; 2009.

Lange K, Hildebrandt S, Danne T. Diabetesversorgung in der Pädiatrie: Leitlinien und Realität - Ergebnisse zweier bundesweiter Umfragen von 1998 und 2003. Deutsches Ärzteblatt 2007; 104:2121-6.

Lange K, Saßmann H, von Schütz W, Kordonouri O, Danne T. Prerequisites for age-appropriate education in type 1 diabetes: a model programme for paediatric diabetes education in Germany. Pediatr Diabetes 2007; 8 Suppl 6:63-71.

Lange K, Haberland H, Hauschild M, Herwig J, Kapellen Th, Kordonouri O et al. Therapiezufriedenheit und Qualität der Stoffwechselkontrolle bei Jugendlichen mit Typ-1-Diabetes: eine multizentrische Studie zu unterschiedlichen Therapiestrategien. Diabetes Stoffwechsel 2004; 13 Suppl.1: 46.

Lange K, Kinderling S, Hürter P. Eine multizentrische Studie zur Prozess- und Ergebnisqualität eines strukturierten Schulungsprogramms. Diabetes Stoffwechsel 2001; 10:59-65.

Lange K, Hürter P. Effekte einer strukturierten Diabetesschulung für Jugendliche auf Stoffwechsel, Wissen, Wohlbefinden und Selbständigkeit - Ergebnisse einer multizentrischen Studie. Diabetes Stoffwechsel 1998;7 Suppl. 1:62.

l'AJD. [Internet]. Aide aux Jeunes Diabétiques. 2011. [cited 2011 Feb 10]; Available from: URL: www.ajd-educ.org.

l'AJD. [Internet]. Les CAHIERS de l'AJD. 2011. [cited 2011 Feb 10]; Available from: URL: http://diabete-france.web-fr.com.

l'AJD. [Internet]. Les Dossiers de l'AJD. 2011. [cited 2011 Feb 10]; Available from: URL: http://diabete-france.web-fr.com.

l'AJD. [Internet]. Les Sequences de l'AJD. 2011. [cited 2011 Feb 10]; Available from: URL: http://diabete-france.web-fr.com.

Lebl J, Lísková S. Učíte diabetické dítě. Stiftung für Kinder mit Diabetes. Prag; 2010.Czech Republic.

Maahs D, Hermann J, Holman N, Foster N, Kapellen T, Allgrove J et al. Rates of diabetic ketoacidosis: International comparison with 49,859 pediatric patients with type 1 diabetes from England, Wales, the U.S., Austria and Germany. Diabetes Care 2015; 38:1876-82.

Martin D, Lange K, Sima A, Kownatka D, Skovlund S, Danne T et al. on behalf of the SWEET group. Recommendations for age-appropriate education of children and adolescents with diabetes and their parents in the European Union. Pediatr Diabetes 2012; 13 Suppl 16:20-8.

McKnight JA, Wild SH, Lamb MJ, Cooper MN, Jones TW, Davis EA et al. Glycaemic control of Type 1 diabetes in clinical practice early in the 21st century: an international comparison. Diabet Med 2015; 32:1036-50.

Mensing C, Boucher J, Cypress M, Weinger K, Mulcahyedd K, Barta P et al. National Standards for Diabetes Self-Management Education. Diabetes Care 2007; 30 Suppl 1:96-103.

Mensing C, Boucher J, Cypress M, Weinger K, Mulcahyedd K, Barta P et al. National standards for diabetes self-management education. Diabetes Care 2002; 25 Suppl 1:140-7.

Mlynarczyk SM. Adolescents' perspectives of parental practices influence diabetic adherence and quality of life. Pediatr Nurs 2013; 39:181-9.

Mortensen HB, Hougaard P. Comparison of metabolic control in a cross-sectional study of 2,873 children and adolescents with IDDM from 18 countries. The Hvidore Study Group on Childhood Diabetes. Diabetes Care 1997; 20:714-20.

Mühlhauser I, Bruckner I, Berger M, Cheţa D, Jörgens V, Ionescu-Tîrgovişte C et al. Evaluation of an intensified insulin treatment and teaching programme as routine management of type 1 (insulin-dependent) diabetes. The Bucharest-Duesseldorf Study. Diabetologia 1987; 30: 681-90.

Murphy HR, Rayman G, Skinner TC. Psycho-educational interventions for children and young people with type 1 diabetes. Diabet Med 2006; 23: 935-43.

National Institute for Clinical Excellence in UK (NICE). [Internet]. Type 1 diabetes: diagnosis and management of type 1 diabetes in children, young people and adults. 2015. [cited 2018 Sep 25]; [1-86]. Available from: URL: https://www.nice.org.uk/guidance/ng18/resources/diabetes-type-1-and-type-2-in-children-and-young-people-diagnosis-and-management-pdf-1837278149317.

National Institute for Clinical Excellence in UK (NICE). [Internet]. Type 1 diabetes: diagnosis and management of type 1 diabetes in children, young people and adults. 2004. [cited 2011 Jan 12]; [1-113]. Available from: URL: www.nice.org.uk/nicemedia/pdf/CG015NICEguideline.pdf.

Nationale Versorgungsleitlinie Diabetes. [Internet]. Strukturierte Schulungsprogramme. Langfassung. 1. Auflage. Version 3. Dezember 2012. Zuletzt geändert: Juni 2013. [cited 2014 Jul 19]; [1-136]. Available from: URL: http://www.versorgungsleitlinien.de/themen/diabetes2/dm2_schulung/pdf/nvl-t2d-schulung-lang-3.pdf.

Neoralová P, Pruhová MU. Adamuv deník. 1. Auflage. Prag; 2007. Tschechien.

Neu A, Bürger-Büsing J, Danne T Dost A, Holder M, Holl RW et al. Diagnostik, Therapie und Verlaufskontrolle des Diabetes mellitus im Kindes- und Jugendalter S3-Leitlinie der DDG und AGPD 2015. AWMF-Registernummer 057-016. Diabetologie 2016;11:35-117.

Neuman D, Vavrinka B, Jones J, Gallacher C, Craigie I, Donaldson M. 3D animation for the education of young (4-8 years old) children with type 1 diabetes mellitus and their families. Muj prvni diabeticky denicek. Presented at Society for Endocrinology BES 2008, Endocrine Abstracts 2008;17, 51.

Nordfeldt S, Johansson C, Carlsson E, Hammersjö JA. Persistent effects of a pedagogical device targeted at prevention of severe hypoglycaemia: a randomized, controlled study. Acta Paediatr 2005 Oct;94(10):1395-401.

Nordfeldt S, Ludvigsson J. Self-study material to prevent severe hypoglycaemia in children and adolescents with type 1 diabetes. A prospective intervention study. Practical Diabetes International 2002; 19(5):131-6.

Northam EA, Todd S, Cameron FJ. Interventions to promote optimal health outcomes in children with Type 1 diabetes-are they effective? Diabetic Med 2006;23:113-21.

Patterson CC, Dahlquist GG, Gyürüs E, Green A, Soltész G and the EURODIAB Study Group. Incidence trends for childhood type 1 diabetes in Europe during 1989-2003 and predicted new cases 2005–20: a multicentre prospective registration study. Lancet 2009; 373:2027-33.

Pediatric Diabetes Working to create Center of Referecences. [Internet] SWEET. Country Reports. Current situation of pediatric and adolescent diabetes in the EU. 2012 [cited 2012 Dec 18]; [1-110]. Available from: URL: http://sweet-project.eu/index.php/country-reports.

Pediatric Diabetes Working to create Center of Referecences. [Internet]. SWEET. 2013. [cited 2013 Apr 7]; Available from: URL: http://www.sweet-project.eu.

Perusicova et al. Diabetes mellitus 1. Typu. (Diabetes mellitus Typ 1) GEUM. Prag; 2007.Tschechien.

Phelan H, Lange K, Cengiz E et al. ISPAD Clinical Practice Consensus Guidelines 2018: Diabetes education in children and adolescents. Pediatr Diabetes 2018;19 Suppl 27:75-83.

Polska Federacja Edukacji w Diabetologii.[Intenet]. [cited 2011 Apr 13]; Available from: URL: www.pfed.org.pl.

Rains JC, Penzien DB. Behavioral research and the double-blind placebo-controlled methodology: challenges in applying the biomedical standard to behavioral headache research. Headache 2005; 45:479–86.

Remus K, Bläsig S, Danne T, Lange K. „Fit für die Schule„ – ein erfolgreicher Schulstart für Kinder mit Typ 1 Diabetes: Evaluation eines Schulungskonzepts. Diabetologie Stoffwechsel 2011; 6(S01),FV64.

Rosenbauer R, Dost A, Karges B, Hungele A, Stahl A, Bächle C et al. DPV Initiative and the German BMBF Competence Network Diabetes Mellitus. Improved Metabolic Control in Children and Adolescents With Type 1 Diabetes. A trend analysis using prospective Multicenter data from Germany and Austria. Diabetes Care 2012;35: 80-6.

Rosenbauer J, Stahl A. Häufigkeit des Diabetes mellitus im Kindes- und Jugendalter in Deutschland. Diabetologe 2010; 6:177-89.

Rosenstock IM. Understanding and enhancing patient compliance with diabetic regimens. Diabetes Care 1985; 8:610-16.

Ryan CM, Becker DJ. Hypoglycemia in children with type 1 diabetes mellitus. Risk factors, cognitive function, and management. Endocrinol Metab Clin North Am. 1999; 28:883-900.

Saßmann H, de Hair M, Danne T, Lange K. Reducing stress and supporting positive relations in families of young children with type 1 diabetes: A randomized controlled study for evaluating the effects of the DELFIN parenting program. BMC Pediatric 2012; 20;12:152.

Schwandt A, Hermann JM, Rosenbauer J, Boettcher C, Dunstheimer D, Grulich-Henn J et al. DPV Initiative. Longitudinal trajectories of metabolic control from childhood to young adulthood in type 1 diabetes from a large German/Austrian registry: a group-based modeling approach. Diabetes Care 2017; 4:309-16.

Sherr JL, Hermann JM, Campbell F, Foster NC, Hofer SE, Allgrove J et al. T1D Exchange Clinic Network, the DPV Initiative, and the National Paediatric Diabetes Audit and the Royal College of Paediatrics and Child Health registries. Use of insulin pump therapy in children and adolescents with type 1 diabetes and its impact on metabolic control: comparison of results from three large, transatlantic paediatric registries. Diabetologia 2016; 59:87-91.

Skinner TC, Lange K, Hoey H, Mortensen HB, Aanstoot HJ, Castaño L et al. Hvidoere Study Group Targets and Teamwork: Understanding Differences in Paediatric Diabetes Centres Treatment Outcomes. Pediatr Diab 2018;19:559-65.

Silverstein J, Klingensmith G, Copeland K, Plotnick L, Kaufman F, Laffel L et al. Care of children and adolescents with type 1 diabetes. A statement of the American Diabetes Association. (ADA Statement). Diabetes Care 2005; 28:186-212.

Siminerio LM, Charron-Prochownik D, Banion C, Schreiner B. Comparing outpatient and inpatient diabetes education for newly diagnosed pediatric patients. Diabetes Educ 1999; 25:895-906.

Sullivan-Bolyai S, Bova C, Leung K, Trudeau AS, Lee M, Gruppuso, P. Social support to empower parents (STEP): an intervention for parents of young children newly diagnosed with type 1 diabetes. Diabetes Educ 2010; 36:88–97.

Sullivan-Bolyai S, Deatrick J, Gruppuso P, Tamborlane W, Grey M. Constant vigilance: mothers` work parenting young children with type 1 diabetes. J Pediatr Nurs 2003;18:21-9.

Sumnik Z, Cinek O, Strootker A, Lenaers K. Strenghten the knowledge base regarding the status of pediatric and adolescent diabetes and related care in the EU. 2009. Status Report on Children and Adolescents with Diabetes in the EU 2009.

Swift PGF. Diabetes education in children and adolescents. ISPAD clinical practice consensus guidelines 2009 compendium. Pediatr Diabetes 2009; 10 Suppl 12:51-7.

Swift PGF, Skinner TC, de Beaufort CE, Cameron FJ, Aman J, Aanstoot H-J et al. Target setting in intensive insulin management is associated with metabolic control: the Hvidoere childhood diabetes study group centre differences study 2005. Pediatr Diabetes 2010; 11:271-8.

The Diabetes Control and Complications Trial Research Group. The relationship of glycemic exposure (HbA1c) to the risk of development and progression of retinopathy in the diabetes control and complications trial. Diabetes 1995 Aug; 44:968-83.

The Diabetes Control and Complications Trial Research Group. Effect of intensive diabetes treatment on the developement and progression of long-term complications in adolescents with insulin-dependent diabetes mellitus: Diabetes Control and Complications Trial. J Pediatr 1994 Feb; 125:177-88.

Waldron S, Rurik I, Madacsy L Donnasson-Eudes S, Rosu M, Skovlund SE et al. on behalf of the Sweet Group. Good practice recommendations on pediatric trainings programmes for health care professionals in EU. Pediatr Diabetes 2012; 13 Suppl 16:29-38.

Wolfsdorf J, Craig ME, Daneman D Dunger D, Edge J, Lee W et al. Diabetic ketoacidosis in children and adolescents with diabetes. In: ISPAD Clinical Practice Consensus Guidelines 2009 Compendium Pediatric Diabetes 2009; 10 Suppl 12:118-33.

Wysocki T, Harris MA, Buckloh LM, Mertlich D, Lochrie AS, Taylor A. et al. Effects of behavioral family systems therapy for diabetes on adolescents' family relationships, treatment adherence, and metabolic control. J Pediatr Psychol 2006; 31:928-38.

Wysocki T, Taylor A, Hough BS, Linscheid TR, Yeates KO, Naglieri JA. Deviation from developmentally appropriate self-care autonomy. Association with diabetes outcomes. Diabet Care 1996; 19:121-5.

9 Anhang

9.1 Fragebogen

Der für die vorliegende Arbeit verwendete Fragebogen kam in allen europäischen Zentren in englischer Sprache zur Anwendung.

Tool Box for the education of children, young people and <u>Health</u> Care Professionals:

Structure and overview…

…of existing education programs and tools in the European countries (SWEET members) according to the matrix defined at the Malmö meeting

	< 5 years	5- 6 yrs	7- 9 yrs	10 – 12 yrs	13 – 18 yrs
Children & young people	1.	6.	11.	16.	21.
Parents	2.	7.	12.	17.	22.
Other close relationships - Carers - Grandparents - Siblings	3.	8.	13.	18.	23.
HCPs - Curriculum - Materials & Resources	4.	9.	14.	19.	24.
Nursery & Schools - Teachers - Extra-curricular activities	5.	10.	15.	20.	25.
Other useful tools					

Guidance for filling in this questionnaire

In each box (see below) please include the existing programmes, tools and other helpful ideas used in your country (please include the titles in your language and the access in your language and please translate the titles into

English). As this is a word file, there is space **enough to fill in** as many tools as appropriate. If there is no tool in your language please tick the appropriate box.

We may also consider in each box the criteria that needs to be covered from your point of view

a) Simple criteria

Aim of this work package 5:

WP 3 and WP 4 collected all guidelines for patient education and training of health care professionals in the field of paediatric diabetes. This is done excellent. Therefore we don't have to do again, but instead we should refer to these WP3 and WP4.

Our task in WP 5 is to collect the existing materials for education and useful tools for patients in the languages of of EU countries. On top we need the access to the materials (Webseite, publisher, costs per patient,....) and a short description in English, if the material is in another language. If possible we would be happy to get one original example of each material/tool mentioned by you. Please send this to Bärbel Aschemeier if possible.

For every box of the matrix above please fill your local material you would propose to be a part of the common European toolbox.

When describing the tool, it could be helpful to follow this structure:

o Name of the tool:

    _____

o Type of the tool: Questionnaire, Book, Photolanguage, Picture folder, handouts, Photographs, Overhead, slides or powerpoint, movies, DVDs, Computer software ☐ on a computer ☐ on internet, Barrows type cards, Games or cards, curriculum (pedagogic sequence), psychological questionnaires, other …

o Objective of the tool: if using the tool the patient /parent should be able to ……. (action verb) (competence) o   Instructions for use:

_____

o   Access via: publisher, Webseite,…..

o   Costs per patient / person:_____€

Box 1: Material / tools for CYP < 5 years

Your country / language:

There is no material in our language ☐

There are materials / tools in our language:

………

There are materials in foreign languages used in our country:

………

Your comment on the most urgent material for the tool box:

………

Box 2: Material / tools for parents of children < 5 years

Your country / language:

There is no material in our language ☐

There are materials / tools in our language:

………

There are materials in foreign languages used in our country:

………

Your comment on the most urgent material for the tool box:

………

Box 3: Material / tools for other close relationships of children < 5 years

Your country / language:

Your country / language:

There is no material in our language ☐

There are materials / tools in our language:

………

There are materials in foreign languages used in our country:

………

Your comment on the most urgent material for the tool box:

………

Box 4: Material / tools for HCPs of children < 5 years

Your country / language:

There is no material in our language □

There are materials / tools in our language:

………

There are materials in foreign languages used in our country:

………

Your comment on the most urgent material for the tool box:

………

Box 5: Material / tools for Nursery of children < 5 years

Your country / language:

There is no material in our language □

There are materials / tools in our language:

………

There are materials in foreign languages used in our country:

………

Your comment on the most urgent material for the tool box:

………

Box 6: Material / tools for CYP 5 -6 years

Your country / language:

There is no material in our language □

There are materials / tools in our language:

………

There are materials in foreign languages used in our country:

………

Your comment on the most urgent material for the tool box:

………

Box 7: Material / tools for parents of children 5-6 years

Your country / language:

There is no material in our language ☐

There are materials / tools in our language:

....

There are materials in foreign languages used in our country:

....

Your comment on the most urgent material for the tool box:

....

Box 8: Material / tools for other close relationships of children 5-6 years

Your country / language:

There is no material in our language ☐

There are materials / tools in our language:

....

There are materials in foreign languages used in our country:

....

Your comment on the most urgent material for the tool box:

....

Box 9: Material / tools for HCPs of children 5-6 years

Your country / language:

There is no material in our language ☐

There are materials / tools in our language:

....

There are materials in foreign languages used in our country:

....

Your comment on the most urgent material for the tool box:

....

Box 10: Material / tools for Nursery of children 5-6 years

Your country / language:

There is no material in our language ☐

There are materials / tools in our language:

………

There are materials in foreign languages used in our country:

………

Your comment on the most urgent material for the tool box:

………

Box 11: Material / tools for CYP 7-9 years

Your country / language:

There is no material in our language ☐

There are materials / tools in our language:

………

There are materials in foreign languages used in our country:

………

Your comment on the most urgent material for the tool box:

………

Box 12: Material / tools for parents of children 7-9 years

Your country / language:

There is no material in our language ☐

There are materials / tools in our language:

………

There are materials in foreign languages used in our country:

………

Your comment on the most urgent material for the tool box:

………

Box 13: Material / tools for other close relationships of children 7-9 years

Your country / language:

There is no material in our language ☐

There are materials / tools in our language:

………

There are materials in foreign languages used in our country:

………

Your comment on the most urgent material for the tool box:

………

Box 14: Material / tools for HCPs of children 7-9 years

Your country / language:

There is no material in our language ☐

There are materials / tools in our language:

………

There are materials in foreign languages used in our country:

………

Your comment on the most urgent material for the tool box:

………

Box 15: Material / tools for Teachers of children 7-9 years

Your country / language:

There is no material in our language ☐

There are materials / tools in our language:

………

There are materials in foreign languages used in our country:

………

Your comment on the most urgent material for the tool box:

………

Box 16: Material / tools for CYP 10-12 years

Your country / language:

There is no material in our language ☐

There are materials / tools in our language:

………

There are materials in foreign languages used in our country:

………

Your comment on the most urgent material for the tool box:

………

Box 17: Material / tools for parents of children 10-12 years

Your country / language:

There is no material in our language ☐

There are materials / tools in our language:

………

There are materials in foreign languages used in our country:

………

Your comment on the most urgent material for the tool box:

………

Box 18: Material / tools for other close relationships of children 10-12 years

Your country / language:

There is no material in our language ☐

There are materials / tools in our language:

………

There are materials in foreign languages used in our country:

………

Your comment on the most urgent material for the tool box:

………

Box 19: Material / tools for HCPs of children 10-12 years

Your country / language:

There is no material in our language □

There are materials / tools in our language:

………

There are materials in foreign languages used in our country:

………

Your comment on the most urgent material for the tool box:

………

Box 20: Material / tools for teachers of children 10-12 years

Your country / language:

There is no material in our language □

There are materials / tools in our language:

………

There are materials in foreign languages used in our country:

………

Your comment on the most urgent material for the tool box:

………

Box 21: Material / tools for CYP 13-18 years

Your country / language:

There is no material in our language □

There are materials / tools in our language:

………

There are materials in foreign languages used in our country:

………

Your comment on the most urgent material for the tool box:

………

Box 22: Material / tools for parents of children 13-18 years

Your country / language:

There is no material in our language ☐

There are materials / tools in our language:

………

There are materials in foreign languages used in our country:

………

Your comment on the most urgent material for the tool box:

………

Box 23: Material / tools for other close relationships of children 13-18 years

Your country / language:

There is no material in our language ☐

There are materials / tools in our language:

………

There are materials in foreign languages used in our country:

………

Your comment on the most urgent material for the tool box:

………

Box 24: Material / tools for HCPs of children 13-18 years

Your country / language:

There is no material in our language ☐

There are materials / tools in our language:

………

There are materials in foreign languages used in our country:

………

Your comment on the most urgent material for the tool box:

………

Are there any tools / materials that are most important to you but still missing in your country?

………

What are the most important tools to be developed urgently for your country?

………

9.2 Schulungsthemen

Themen der Initialschulung (ISPAD Primary (Level 1), (Initialschulung, "Survival skills at diagnosis"). (Swift 2009)

> *1. Explanation of how the diagnosis has been made and reasons for symptoms.*
>
> *2. Simple explanation of the uncertain cause of diabetes. No cause for blame.*
>
> *3. The need for immediate insulin and how it will work.*
>
> *4. What is glucose? - Normal BG levels and glucose targets.*
>
> *5. Practical skills - insulin injections - blood and/ or urine testing and reasons for monitoring.*
>
> *6. Basic dietetic advice.*
>
> *7. Simple explanation of hypoglycemia.*
>
> *8. Diabetes during illnesses. Advice not to omit insulin to prevent DKA.*
>
> *9. Diabetes at home or at school including the effects of exercise.*
>
> *10. Identity cards, necklets, bracelets and other Equipment.*
>
> *11. Membership of a Diabetes Association and other available support services.*
>
> *12. Psychological adjustment to the diagnosis.*
>
> *13. Details of emergency telephone contacts.*

Initialschulung nach Manifestation für Eltern/entsprechend für Jugendliche (DDG 2009, Neu et al. 2016)

> • Physiologie/Pathophysiologie des Diabetes,
>
> • Unterstützung bei der emotionalen Bewältigung der Diagnose und Akzeptanz der Erkrankung, ggf. Abbau von Schuldgefühlen,
>
> • Grundlagen der Insulintherapie mit differenzierter Basal- und Prandialinsulin- substitution,
>
> • praktische Fertigkeiten zur Durchführung der Insulintherapie (Umgang mit Blutzucker-Stix, Spritzen, Insulinpumpe),
>
> • Grundlagen einer ausgewogenen Ernährung, Blutzuckerwirksamkeit der Nah- rungsbausteine,
>
> • Abstimmung der Insulintherapie auf die Kohlenhydrataufnahme und mit passen- der Insulintherapie,

- Stoffwechselselbstkontrollen und Beurteilung der Qualität der Stoffwechseleinstellung,
- Hypo- und Hyperglykämien vermeiden, erkennen und behandeln,
- Insulintherapie in besonderen Situationen (körperliche Aktivität, Krankheit etc.),
- Therapieziele,
- Folgekomplikationen,
- gesetzliche und soziale Hilfen,
- weitere altersspezifische Themen je nach Alter des Kindes im Rahmen der Initialschulung oder in einer weiteren Einzel- oder Folgeschulung im weiteren Verlauf.

Zusätzliche Schulungsinhalte für Eltern von Klein- und Vorschulkindern (DDG 2009, Lange et al. 2014, Neu et al. 2016)

- Hypoglykämieanzeichen bei Kindern, die sich selbst noch nicht zuverlässig über ihr Befinden äußern können,
- Risiken durch Hypoglykämien in dieser Altersgruppe,
- ausgewogene Ernährung bei Kleinkindern und Umgang mit Süßigkeiten,
- Therapieanpassung und Ernährung bei den in dieser Altersgruppe häufigen Infekten,
- elterliches Verhalten und Erleben (Schuldgefühle), wenn sich Kleinkinder der Behandlung widersetzen,
- soziale Integration der Kinder in Spielkreisen oder Kindergarten,
- Unterstützung der erheblich geforderten Mutter innerhalb und außerhalb der Familie,
- die Situation von Geschwisterkindern als „Schattenkinder",
- Informationen für Betreuer (Erzieher).

Zusätzliche Schulungsinhalte für Eltern von Klein- und Vorschulkindern (DDG 2009 Lange et al. 2014; Neu et al. 2015)

- ausgewogene Ernährung, Süßigkeiten, Essen bei Freunden,
- Anpassung der Therapie an körperliche Aktivität,
- soziale Integration in Schule und Freizeit (Sportverein, Kindergruppen, Klassenfahrten, Kindergeburtstage),
- Freunde über Diabetes informieren,
- Sicherheit für Kinder außerhalb elterlicher Kontrolle,
- Diabetesschulung der Kinder zu Hause,
- Selbstständigkeit von Kindern unterstutzen,
- Überforderung vermeiden,
- Umgang mit diabetesspezifischen familiären Konfliktsituationen,
- Umgang mit Stoffwechselkontrollen im Familienalltag,
- Informationen für Betreuer (Lehrer).

Zusätzliche Schulungsinhalte für Eltern von Jugendlichen (DDG 2009, Lange et al. 2014, Neu et al. 2016)

- Aufteilung der Therapieverantwortung in der Familie,
- Forderung der Selbstständigkeit und Unabhängigkeit des Jugendlichen,
- Einflüsse der Pubertät auf den Stoffwechsel und das Denken der Jugendlichen,
- Umgang mit diabetesspezifischen familiären Konflikten,
- Nikotin-, Alkohol- und Drogenkonsum.

Zusätzliche Schulungsinhalte für Jugendliche (DDG 2009, Lange et al. 2014, Neu et al. 2016)

- Eltern in die Therapieverantwortung einbeziehen,
- Selbstständigkeit in der Diabetestherapie entwickeln,
- Einflüsse der Pubertät auf den Stoffwechsel,
- Freunde über Diabetes informieren,
- Training von Problemlosestrategien für besondere Situationen (Sport, Reisen, Krankheit, Konflikte, seelische Krisen, Motivationstief, etc.),
- altersgemäße Therapieziele und Auseinandersetzung mit dem Risiko für Folgekomplikationen,
- Gewichtsregulation bei Diabetes,
- Nikotin-, Alkohol- und Drogenkonsum,
- Schule, Studium und Berufswahl,
- Verhütung, Schwangerschaft, Vererbung des Diabetes und persönliche Zukunftspläne,
- Übergang von der pädiatrischen in die internistische Langzeitbetreuung incl. Kontrolluntersuchungen.

Initialschulung nach Manifestation für ca. 6-12jährige Kinder (DDG 2009, Lange et al. 2014, Neu et al. 2016)

- Symptome und Diagnose kindgemäß erklären, ggf. Abbau von Schuldgefühlen,
- erste praktische Fertigkeiten zur Durchführung der Insulintherapie vermitteln und üben,
- kindgemäße Ernährungsregeln erklären und üben,
- Stoffwechselselbstkontrollen durchfuhren und interpretieren,
- Hypo- und Hyperglykämien vermeiden, ggf. erkennen und behandeln,
- Integration des Diabetes in der Schule, beim Sport und anderen Aktivitäten,
- Diabetes anderen Kindern erklären,
- Therapie mit den Eltern gemeinsam gestalten und ggf. Hilfe holen

Themen der Folgeschulung. Secondary (Level 2) Continuing educational Curriculum. (Swift 2009, Lange et al. 2014)

1. Pathophysiology, epidemiology, classification and metabolism
2. Insulin secretion, action and physiology
3. Insulin injections, types, absorption, action profiles, variability and adjustments
4. Nutrition - food plans; qualitative and quantitative advice on intake of carbohydrate, fat, proteins and fibre; coping with special events and eating out; growth and weight gain; ''diabetic foods''; sweeteners and drinks
5. Monitoring, including glycated hemoglobin and clear (agreed) targets of control
6. Hypoglycemia and its prevention, recognition and management including glucagon
7. Intercurrent illness, hyperglycemia, ketosis and prevention of ketoacidosis
8. Problem solving and adjustments to treatment
9. Goal setting
10. Micro and macro-vascular complications and their prevention. The need for regular assessment
11. Exercise, holiday planning and travel, including educational holidays and camps
12. Smoking, alcohol and drugs
13. School, college, employment and driving vehicles
14. Sexuality, contraception, pregnancy and childbirth
15. Updates on research.

9.3 Abbildungen

9.4 Tabellen

9.5 Danksagung

Ich möchte allen meinen Dank aussprechen, die zur Entstehung dieser Arbeit beigetragen haben.

Für die Überlassung des Themas dieser Dissertation danke ich außerordentlich und von ganzem Herzen Frau Prof. Dr. Karin Lange. Zudem bin ich ihr für die herausragende Zusammenarbeit und ihr großes Engagement während der Erstellung dieser Arbeit zu Dank verpflichtet.

Sehr wichtig für mich waren meine Freunde, die mir während dieser Zeit motivierend zur Seite standen. Ich bedanke mich insbesondere bei meiner geschätzten Freundin Rita ebenso in gleicher Weise bei Familie Michelmann.

Mein größter Dank und meine Wertschätzung gilt meinem Ehemann, Stefan Klotmann, für seine Geduld und optimistischen Beistand sowie unseren lieben Kindern, Wilhelmine und Margarete, für ihr wertvolles Dasein während dieser Zeit. In tiefer Dankbarkeit erwähne ich meine Mutter, Angelika Gebser, für die Ermöglichung meines beruflichen Werdeganges sowie meinen Vater. Ihm ist diese Arbeit gewidmet.